KB102465

스포츠의학 전문가가 알려주는
움직임 핸드북

스포츠의학 전문가가 알려주는
움직임 핸드북

모든 움직임에는 이유가 있다!

신동열 지음 | 스포츠의학 교수 손성준 감수

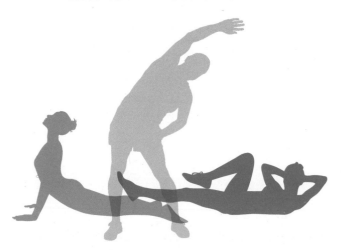

차의과대학
스포츠의학대학원
손성준 교수 감수

국내 No.1
스포츠의학 박사
홍정기 교수 추천

운동 지도자가
꼭 읽어야 할
기본 중의 기본서!

현익출판

목차

프롤로그

운동 지도자는 회원들의 삶의 질을 높여 주는 사람으로, 의미 있는 직업이다. 회원들의 건강 상태를 지속적으로 관찰하고, 이를 바탕으로 적절한 조치를 취하여 도움을 제공하고, 운동을 통해 성취감을 느낄 수 있도록 하며, 궁극적으로 개인의 성장을 돕는다.

동시에 회원들뿐만 아니라 본인으로서도 자기 관리를 해야 하고, 양질의 수업을 제공하기 위해 꾸준히 노력해야 한다. 타인과 자신의 성장에 가치를 둔다는 점에서 더욱 의미 있는 직업이다. 하지만 요즘에는 이 과정에서 운동 지도자의 본질적인 역할보다는 비즈니스적인 요소에 더 초점이 맞춰지기 시작했다.

여기에는 많은 이유가 있지만, 첫 번째는 트레이너는 굉장히 높은 전문성을 요구하는 직업임에도 낮은 진입 장벽으로 누구나 쉽게 될 수 있다는 점이다. 헬스장에서도 트레이너의 자질을 평가할 때 운동 지도 능력이 아닌 주로 세일즈 능력에 집중한다. 그러다 보니 트레이닝과 움직임 원리에 대한 지식이 부족한 트레이너가 많다. 그들이 회원에게 줄 수 있는 콘텐츠는 한정될 수밖에 없다. 그래서 많은 트레이너들은 점점 트레이닝에 자신감을 잃고, 수업 시간 50분을 채우기 힘들어한다. 또한 회원에게 개별화된 맞춤 지도 없이 일괄적으로 똑같은 동작으로 프로그램을 구성해서는 재등록을 이끌어 내기 쉽지 않다.

두 번째 문제는 이러한 트레이너와 필라테스 강사들의 결핍을 충족시키는 과정에서 생겨난 교육 사업이다. 교육 사업은 트레이너와 필라테스 강사들에게는 부족한 수업 능력을 채워주는 데 아주 좋은 수단이기에 비즈니스 수단으로 활용되고 있다. 하지만 사실 이러한 교육은 사실 방법적인 것들에 중점을 두는 경우가 많다. 예를 들면, 폼롤러 사용법, 다이내믹 스트레칭 기법, 근막 이완을 위한 마사지 기법 등이다. 그렇게 회원들의 재등록이 늘어나 매출에서 실적을 올리게 되면 트레이너들은 그것으로 자신의 결핍을 채워나가기 시작했다. 나 또한 한때는 마사지를 잘하면 좋은 트레이너가 된다고 생각한 적이 있었고, 그런 기술을 배우는 데 많은 노력을 기울였다. 하지만 그 과정에서도 '과연 실질적으로 회원들의 몸을 건강하게 만들었는가?'에 대해서는 여전히 의문이 들었다.

이제는 외부 교육의 내용이 많이 발전해서 방법론적인 것보다는 책이나 논문을 근거로 하여 깊이 있는 지식을 전달하는 교육들도 많이 진행되고 있으며, 국내 스포츠의학 분야에서 권위 있는 교수들의 강의 덕분에 많은 트레이너와 필라테스 강사의 수준이 높아지고 있다. 이들도 바쁜 스케줄에도 불구하고 퇴근 이후에 온라인 교육을 듣는 열정을 보이고 있다.

그러나 교수들이 전달하고자 하는 메시지와는 다르게 운동 지도자의 본질적인 역할에서 벗어나고 있다. 사실 운동 지도자의 본질적인 역할은 사람들의 신체 기능 회복을 돕고, 잘못된 움직임 패턴을 교정하며, 부족한 협응과 체력 요소를 보완하는 것에 있다. 그러나 최근 일부 트레이너와 필라테스 강사들은 자신의 전문 영역을 넘어선 활동에 참여하기 시작했다. 특히 물리 치료사가 수행하는 도수 치료와 같은 기술을 배우고 실천하려는 경향이 두드러진다. 이러한 활동은 마치 이런 기술을 습득함으로써 더 유능해지는 것처럼 여겨지고 있지만, 사실상 본래 역할에서 벗어난 것이다.

가장 먼저 우리가 운동 지도자로서 스스로 성장하고자 했던 이유에 대해 생각해 보아야 한다. 결국 '어떻게 하면 회원들이 삶의 질을 높이는 데 도움을 줄 수 있을까? 어떻게 하면 회원들에게 적절한 트레이닝을 할 수 있을까?'라는 질문에서 시작되었을 것이다.

그러므로 트레이너의 본질적인 역할을 수행하기 위해 단순히 외부에서 배운 지식을 쌓아 두는 것에 그치지 않고 적절한 상황에서 활용할 수 있어야 한다. 그러기 위해서는 뼈대가 될 수 있는 옷장으로써 운동과 움직임 원리를 이해해야 한다. 그리고 만들어진 뼈대 위에 나의 지식들을 하나하나 옷걸이에 걸어두고 분류하여 상황에 맞는 적재적소의 코디까지 할 수 있어야 한다. 요즘에는 현상적인 것만을 통해 모든 것을 개선할 수 있다는 잘못된 믿음을 주는 이야기가 주를 이루고 있다. 이 책에서는 번지르르한 껍데기에서 벗어나 본질에 주목하여 이야기하고자 한다. 실질적으로 개인마다 다른 신체 특성과 움직임 과정에서 문제의 원인을 파악하고 그에 맞는 운동 솔루션을 제공해야 한다. 결코 현상만 보고서는 알 수 없다.

정답만을 알고 싶어 하는 요즘 사람들의 트렌드를 고려하면, 통증을 빠르게 개선하고 멋진 몸을 만드는 방법에 관하여 글을 써야 할 수도 있다. 하지만 트렌드는 결코 움직임의 본질을 대체할 수 없다. 지금의 트렌드도 결국 본질 위에서 나온 것들이며, 외부의 흐름에 흔들리지 않기 위해서는 본질이 견고해야 한다.

또한 좋은 운동 지도자는 수많은 자격증에서 나오지 않는다. 대게 트레이너나 필라테스 강사로서 스스로 부족함을 느끼고 외부 세미나를 통해 수료증으로 방 한 면 정도를 거뜬히 도배할 정도로 자격증을 따는 경우가 많다. 분명히 도움은 되긴 하나 근본적인 문제가 해결되는 것은 아니다. 어떻게 하면 내 회원이 더 건강하고 좋은 방향으로 바뀔 수 있을지에 대해 끊임없이 질문하고 이끌어 나가야 좋은 운동 지도자가 될 수 있다. 단순히 결핍과 무지를 가리기 위한 허울뿐인 공부가 아닌 운동 지도자로서 스스로에게 질문을 던지고 그 질문에 답을 찾기 위한 공부가 필요하다. 그리고 그 시작은 움직임의 본질, 즉 움직임의 원리를 이해하는 것이다.

움직임의 구성 요소:
구조, 적응, 예측, 맥락

움직임을 깊이 이해하기 위해서는 구조, 적응, 예측, 그리고 맥락이라는 네 가지 구성 요소의 상호 작용을 이해하는 것이 필수적이다. 이 요소들은 인간의 움직임을 형성하는 데 중추적인 역할을 하며, 단순한 반응을 넘어서 환경에 대한 적응과 예측을 가능하게 한다. 움직임은 신체의 감각과 지금까지 쌓아 온 경험 및 개념을 통한 인지에 근거한다. 이로 인해 동일한 상황에서도 다양한 움직임이 나타날 수 있다.

첫 번째 요소인 '구조'에서 인간의 움직임은 안정적인 축 위에서 중력에 저항하여 형성된다. 아기가 처음으로 몸을 뒤집고 기어가고 걷기를 배우며 발달하는 과정에서 신체를 조정하는 것은 궁극적으로 몸 전체의 안정성 확보와 가동성 향상으로 이어진다. 이러한 과정은 중력에 저항하려는 본능적인 움직임이다. 두 번째 요소인 '적응'은 인간의 생존을 보장하며 끊임없이 환경의 변화에 대응하고 신체적인 도전을 가능하게 한다. 이는 근육과 관절의 조절에서부터 뇌와 신경계의 예측과 반응에 이르기까지 명확히 드러난다. 세 번째 요소인 '예측'은 움직임이 단순한 반응이 아니라 미래의 시나리오를 시뮬레이션하는 과정임을 이해해야 한다. 과거의 경험과 개념은 뇌가 움직임을 예측하고 준비하는 데 도움을 준다. 네 번째 요소인 '맥락'은 움직임에 큰 영향을 미치는 요소다. 물리적, 정서적, 사회적 맥락이 움직임의 방식을 형성한다. 움직임은 언제나 특정한 맥락 내에서 목적을 가지고 이루어지며, 움직임을 학습할 때에도 맥락을 고려해야 한다. 이는 움직임의 학습이 단순히 근육의 움직임만을 익히는 것이 아니라 움직임이 언제, 어떻게 사용되어야 하는지를 포함한 전체적인 상황을 이해하는 과정이라는 것을 뜻한다.

이러한 네 가지 요소의 측면에서 복합적으로 고려해야만 움직임을 이해할 수 있다. 움직임의 근본적인 원리를 바탕으로 효과적인 운동 전략을 수립할 수 있다.

CHAPTER 1.
구조

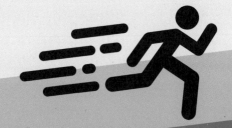

인간의 움직임은 중력에 저항하고 직립을 유지하기 위한 본능적 프로그램을 바탕으로 발달하였다. 이는 우리 몸의 안정성과 움직임의 효율성을 높이는 데 기여한다. 이번 장에서는 근골격계 구조적 특성을 포함하여 직립이 어떻게 안정성을 만들며 축은 어떻게 움직임을 결정짓는지 알아보자.

불안정성에서 안정성으로

　우리 몸은 주변 환경에 '적응'하고, 경험과 개념을 통해 상황을 '예측'하고, 목적과 의도에 맞게 '맥락'적으로 움직임을 만들어 낸다. 하지만 이 모든 것은 몸의 구조와 기능 안에서 이루어질 수밖에 없다.

　몸의 구조와 기능은 마치 정교하고 복잡한 오케스트라 연주와 같다. 우리 몸에 있는 206개의 뼈, 약 600개 이상의 근육, 그리고 약 360개의 관절은 오케스트라의 연주자들처럼 각기 고유하고 중요한 역할을 하며 전체적인 조화를 이룬다. 뼈, 근육, 관절들은 악기처럼 구조적 안정성과 지지를 제공하며 서로 조율하고 협력하여 움직임의 멜로디를 만들어 낸다.

　뼈, 근육, 관절의 움직임은 오케스트라의 연주자가 악기를 조율하고 연주하듯 유연하고 조화로운 움직임을 만들어 낸다. 예를 들어, 팔을 들 때 날개뼈의 움직임인 상방회전 움직임은 상부승모근, 하부승모근, 전거근과 같은 다양한 근육들이 유기적으로 협력하여 만들어진다. 이는 마치 오케스트라의 각 연주자들이 완벽한 하모니를 만들기 위해 서로의 합을 맞추는 것과 같다.

이러한 복잡한 움직임의 조율은 오케스트라의 지휘자 역할에 해당하는, 즉 뇌가 담당한다. 뇌는 우리 몸의 모든 움직임을 지휘하고 조정하며, 각 근육과 관절이 조화롭고 효율적으로 움직일 수 있도록 돕는다.

주동근, 협력근, 길항근은 각각의 고유한 역할을 수행하지만 서로 유기적으로 연결되어 있다. '주동근'은 주로 사용되어 가장 많은 힘을 발휘하는 근육, '협력근'은 주동근을 보조하는 근육, 그리고 '길항근'은 움직임의 균형을 맞추기 위해 주동근과 반대 방향으로 작용하는 근육을 의미한다. 만약 주동근이 약화되면, 해당 근육의 역할을 주변의 협력근이나 길항근이 대신하게 된다. 이는 장기적으로 보면 움직임과 관절에 부정적인 영향을 미치며, 결국 부상을 초래할 수 있다.

움직임을 만들어 낼 때 '불안정한 곳에서 안정된 곳으로'라는 중요한 원칙이 적용된다. 즉 근육이 효과적으로 움직이려면 한쪽이 안정적으로 고정되어 있어서 외력에 충분히 저항할 수 있는 상태여야 한다는 것이다.

예를 들어, 운동 초보자가 팔을 몸 쪽으로 구부렸다가 펴는 이두 컬 운동을 할 때 종종 어깨가 앞으로 말리는 것을 볼 수 있다. 라운드 숄더는 어깨와 날개뼈 주변의 근육이 '불안정한 상태'에 있고 비교적 팔꿈치가 '안정된 상태'에 있다. 근육의 움직임은 '불안정한 곳에서 안정된 곳으로'라는 중요한 원칙이 적용되기 때문에 불안정한 어깨 주변의 근육이 안정적인 팔꿈치 쪽으로 수축하게 된다. 그러면서 자연스럽게 어깨는 말리게 된다.

어깨가 굽고 등 주변의 근력이 부족하여 축이 무너져 있다면, 이두근은 팔꿈치 관절에서 어깨 관절로 이동하는 것이 아닌 어깨 관절에서 팔꿈치 관절로 이동하게 될 것이다. 결국 어깨와 날개뼈 주변의 근육이 안정화가 되어야만 어깨가 말리지 않은 상태로 이두 컬 운동을 진행할 수 있다. 그렇다면 안정성은 어떻게 만들어질까?

안정성의 핵심: 직립과 축

인간의 움직임에서 '안정성'은 기본적이고 필수적인 요소다. 안정성이란 외부의 변화나 내부의 움직임에도 불구하고 몸의 균형을 유지하고 제어할 수 있는 것을 말한다. 이는 우리가 직립 자세를 유지하고 효율적으로 움직일 수 있는 근본적인 기반이 된다.

인간의 신체 발달 과정을 보면, 영유아 시기부터 발달 단계에 따라 체계적으로 특정 움직임 패턴과 자세를 보인다. 이는 임의적인 것이 아니라 직립을 위한 인간의 본능적인 프로그램을 나타낸다. 이러한 발달 단계를 이해하면 인간이 어떻게 직립 자세와 보행을 위한 기본적인 움직임을 형성하게 되는지 알 수 있다.

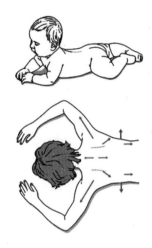

[그림 1] **인간의 체간 움직임**[1]

 갓난아기 때에는 몸통인 체간을 먼저 사용하는 것을
볼 수 있다. 누워 있는 아기를 유심히 관찰해 보면 처음
으로 뒤집고 기어다니기 시작할 때 가장 말단에 있는
팔과 다리를 먼저 움직이기보다는 가고자 하는 방향으
로 입과 시선을 먼저 이동시킨 뒤 머리 방향으로 체간

---

1   Leon Chaitow, Dinah Bradley, Christopher Gilbert, 『Recognizing
    and Treating breathing disorders: A Multidisciplinary Approach』,
    Churchill Livingstone (2014), p.165

을 밀어내면서 나머지 팔과 다리가 따라오는 것을 볼 수 있다. 이렇게 우리가 체간을 먼저 사용하는 이유는 앞으로 밀고 나가는 힘을 통해 우리의 몸의 안정성을 확보할 수 있기 때문이다. 체간의 안정성은 영유아 시기에 신체 발달 단계를 거치며 자연스럽게 발달하고 이것이 직립의 기반이 된다.

체간에서 강력한 힘을 발휘하는 또 다른 예도 있다. 영춘권과 발레는 축이 되는 체간의 중요성을 잘 보여주는 운동이다. 영춘권에서는 발의 위치와 체중 이동을 통해 안정성을 찾고, 체간에서 나오는 힘을 사용하여 강력한 타격을 날린다. 마찬가지로 발레에서도 축의 개념이 핵심적이다. 발레리나가 발끝으로 서서 놀라운 자세와 동작을 수행할 수 있는 이유는 체간을 중심축으로 직립하여 무게 중심을 조절하고 균형을 잡기 때문이다. 또한 회전 동작에서 몸 전체가 하나의 축을 중심으로 도는 것을 볼 수 있다. 발레에서도 체간의 안정성이 모든 움직임의 출발점이며, 이를 통해 품격 있는 몸짓과 정교한 테크닉이 나오게 된다.

레슬링에서 '파테르Parterre'는 선수가 소극적인 플레이를 하는 경우 매트 중앙에서 양손과 무릎을 대고 엎드리면 상대 선수가 엎드린 선수의 등 위에서 공격을 하는 것을 일컫는다. 수비자는 납작 엎드려 최대한 버티려고 하고 공격자는 안간힘을 쓰며 수비자의 몸을 뒤집으려고 한다. 이때 수비자를 자세히 보면 엎드려 있는 동시에 체간은 머리 방향으로 밀고 나가는 힘을 쓰고 있는 것을 볼 수 있다. 실제로 수비를 위해 앞으로 기어나가는 선수들도 있다. 결국 몸을 단단하고 안정적으로 만드는 가장 이상적인 방법은 체간을 머리 방향으로 밀고 나가는 힘이라는 사실을 알 수 있다.

이와 같이 움직임에서는 안정적이고 명확한 지지점이 되는 축이 필요하다. 쉽게 새총을 생각해 보자. 탄력 있는 고무줄이 있다고 하더라도 지지대가 흔들리거나 약하면 고무줄의 탄력은 제대로 발휘되지 못한다. 마찬가지로 신체에서 축은 움직임의 지지대 역할을 하며 축이 안정적이고 명확할 때 우리의 움직임은 더 효율적이고 조절 가능해진다. 그러므로 신체 활동을 할 때에는 축의 안정성과 정렬에 주의를 기울이는 것이 중요하다.

몸의 구조에 대한 이해: 거북목과 견흉관절

흔히 몸이 틀어졌다고 하면 우리는 반대쪽에 똑같은 처치를 하여 맞추려고 한다. 하지만 그러한 방법은 개선은커녕 몸의 잘못된 구조와 기능을 더욱 가속화시킬 수 있다. 오히려 중력에 저항하는 직립 방향으로 힘을 제대로 만들어 내지 못해 축의 기능을 상실하면서 몸이 더 틀어지는 경우가 많다.

일상에서 축이 무너져서 생기는 현상은 쉽게 찾아볼 수 있다. 우선 주변에서 7살 아이가 거북목인 경우는 보기 어려울 것이다. 왜냐하면 호기심 많은 아이들은 항상 놀이터에서 뛰어놀고 끊임없이 주변 환경을 탐색하며 새로운 놀이에 걸맞은 자연스러운 움직임을 취하기 때문이다. 그러다가 학교에 입학한 뒤 책상이라는 제한된 공간에 적응하면서 점차 이전에 자연스럽게 형성되었던 움직임을 잃어버리게 된다.

거북목처럼 잘못된 자세에 오랫동안 노출되면 어떤 문제들이 나타날까? 5분 동안 팔을 구부린 채로 수박을 들고 있다고 상상해 보자. 생각만 해도 팔이 아플 것이다. 마찬가지로 우리의 머리가 정상 위치에서 앞으로 7cm가량 이동하게 되면 목에서 느끼는 머리의 무게는 20kg가 된다. 즉 거북목이란 늘 목 위에 20kg의 무게를 얹고 있는 것과 같다.

그렇게 거북목 상태가 가속화되어 머리의 가중된 무게를 목이 지탱해야 한다면 결국 목에서 부담할 무게들을 아래에 있는 흉추들과 나누게 된다. 그러면 점차 근육들이 뻣뻣해지면서 주변 신경과 혈관들마저 압박을 받게 된다. 이렇게 거북목은 목 자체의 문제를 일으키기도 하지만 거북목을 둘러싼 몸의 구조와 연관되어 있다.

우리 몸의 등 부위, 특히 목 아래에는 날개뼈와 흉추 사이에 견흉관절이라는 다소 특이한 관절 구조가 있다. 대부분의 관절은 뼈와 뼈 사이가 인대로 연결되어 있는 반면에 견흉관절이 존재하는 날개뼈와 흉추 사이에는 그렇지 못하다. 견흉관절은 갈비뼈 위에 얹혀서 떠 있는 형태이다. 때문에 견흉관절은 높은 자유도를 통해 다양한 움직임을 만들어 낼 수 있다.

거북목 자세는 흔히 목이 굽는 것으로만 인식되지만 실제로는 몸의 중심보다 머리가 앞에 있다 보니 머리의 무게를 오로지 목과 등 근육으로 버텨야 하는 상황이다. 이 근육들이 버티지 못하면 견흉관절의 구조적인 특징에 따라 흉추의 굴곡이 생기고 날개뼈가 앞으로 말려나가는 현상이 일어나게 된다. 즉 여기서 알 수 있는 것은 목뿐만 아니라 연결된 주변 구조들까지 총체적으로 고려하여 움직임의 원리를 이해해야 한다는 점이다.

스트레칭에 대한 오해: 자가억제와 상호억제

스트레칭만으로 움직임을 완전히 회복할 수 있다고 생각하는 경우가 있다. 물론 스트레칭은 근육의 긴장을 완화하고 유연성을 증가시키는 데 도움이 된다는 장점도 있다. 하지만 움직임 회복 과정은 조금 더 복잡하다.

스트레칭을 할 때 우리가 흔히 가지고 있는 오해가 있다. 바로 무리해서 과도한 스트레칭을 해서라도 '근육을 늘린다'는 생각이다. 스트레칭 상황에서 근육은 당연히 늘어나고 줄어든다. 하지만 중요한 사실은 실제로 근육이 늘어날 수 있는 구간은 한정적이라는 것이다. 근육이 늘어날 수 있는 한계점이 있음에도 불구하고 체조 선수나 무용수들처럼 극단적으로 늘어날 수 있는 이유는 근육 이외에 주변의 건, 인대, 근막 같은 연부 조직들이 가지고 있는 인장력으로 인해 기질이 바뀌는 것이지 근육 자체가 무한정 늘어나는 것은 아니다. 따라서 스트레칭을 단순히 근육을 늘리는 물리적 움직임으로만 보지 않고, 뇌와 근육 그리고 주변 연부 조직과의 복잡한 상호 작용을 이해하며 접근해야 할 것이다.

스트레칭을 하는 이유는 근육의 톤tone, 즉 근육의 긴장 상태가 어떤지를 보기 위해서이다. 여기서 '억제'라는 개념에 대해 조금 더 자세히 살펴볼 필요가 있다. 억제는 '자가억제Autogenic Inhibition'와 '상호억제Reciprocal Inhibition' 2가지 메커니즘으로 나눠서 볼 수 있다. 이 둘은 감각수용기인 근방추와 골지건에서 두 감각 정보가 뇌까지 가지 않고 척추 수준에서 반사적으로 발생하여 모터뉴런(근육을 움직이게 하는 신경 세포)과 인터뉴런(신경 세포 사이에서 정보를 전달하는 신경 세포) 사이의 상호 작용을 통해 신속하게 이루어진다. 왜냐하면 억제 상황은 몸의 보호를 위해 빠르게 움직임을 조절하는 상황에서 일어나기 때문이다. 감각 정보를 뇌까지 전달하기에는 걸리는 시간을 최소화하는 것이다.

먼저, 자가억제 메커니즘은 근육이 과도하게 수축하거나 스트레스를 받을 때 몸의 신경 반응을 통해 해당 근육을 억제시켜 갑작스럽게 힘이 빠지게 되면서 근육을 보호하는 과정이다. 이 현상은 골지건에 의해 조절된다. 골지건은 근육과 힘줄이 만나는 부위에 위치한 감각수용기로 근육의 긴장도를 감지한다. 근육에 너무 과도한 장력이 가해지면 골지건은 이를 감지하여 신경계인 척수로 신호를 보내게 되고 그러면 순간적으로 힘이 빠지며 해당 근육의 과도한 수축을 억제하고 긴장을 줄인다. 이는 무게에 따라서 서서히 억제되는 것이 아니라 특정 한계점에서 순간적으로 발생한다. 만약 손바닥에 책을 계속 한 권씩 쌓아 올린다고 가정한다면, 9권까지는 버티다가 10권째에 와르르 무너지는 현상을 자가억제라고 할 수 있다. 과도한 외력이 가해질 때 자가억제 메커니즘을 통해 근육은 적절한 수준에서 수축하고 근육이나 인대, 척추 등의 큰 부상을 방지할 수 있다.

다음으로, 상호억제 메커니즘은 우리 몸이 더 효율적으로 움직일 수 있게 돕는 자연스러운 과정이다. 이 과정에서 한 근육이 주도적으로 움직일 때(주동근), 그와 반대되는 작용을 하는 근육(길항근)은 자동으로 이완되어 주동근의 자연스러운 움직임을 돕는다. 예를 들어, 팔을 펼 때는 주된 역할을 하는 근육인 삼두근이 주동근이 되며, 삼두근의 반대에 있고 팔을 구부리는 역할을 하는 근육인 이두근은 길항근으로써 이완된다. 반대로 팔을 구부릴 때는 이두근이 주동근이 되고, 삼두근은 길항근이 된다. 간단히 말해서 상호억제 메커니즘은 우리 몸이 근육 사이의 균형을 자동으로 조절하여 움직임을 더 원활하게 하고 원치 않는 근육의 움직임을 줄여준다. 이 과정을 통해 우리는 의도한 대로 더 정교하게 움직일 수 있다. 이 원리를 이해하면 우리 몸이 어떻게 효율적으로 움직이고 다양한 동작을 수행할 수 있는지 알 수 있다.

마찬가지로 신장 반사Stretch Reflex는 근육이 늘어날 때 발생하는 반사적 근수축이다. 예를 들어, 고무망치로 무릎 아래를 가볍게 칠 때 다리를 반사적으로 차올리는 것이 바로 신장 반사의 대표적인 예다. 신장 반사는 근육이 늘어나는 것을 감지하고 자동으로 수축하여 근육과 관절을 보호하는 역할을 한다.

그리고 상호억제 원리를 활용한 스트레칭 방법 중 하나가 바로 PNF 스트레칭이다. PNF 스트레칭 Proprioceptive Neuromuscular Facilitation Stretching은 근육에 가해지는 긴장을 감소시켜 이완을 도모하는 방법이다. 1940년대에 독일에서 처음 개발되었으며 초기에는 근신경계 장애를 가진 환자들의 재활에 사용되었다. 그러나 점차 건강한 사람들의 근육 유연성 향상과 스포츠 퍼포먼스 개선을 위해 널리 사용되었다.

근육은 신경과 밀접하게 연관되어 있기 때문에 이 두 요소 사이의 상호 작용을 잘 이해하고 관리하는 것이 중요하다. 스트레칭은 이런 상호 작용을 조절하는 데 중요한 역할을 하며 근육 유연성을 향상하고 운동 능력을 개선할 수 있다. 특히 PNF 스트레칭은 근육과 신경의 상호 작용을 활용하여 근육의 가동 범위를 증가시키고 부상의 위험을 줄일 수 있다.

즉 효과적인 스트레칭은 단순히 근육의 길이를 늘이는 것이 아니라 신경계를 통해 근육의 톤을 조절하는 것이다. 이를 통해 우리는 일상생활이나 운동 과정에서 더 효율적이고 안정적인 움직임을 만들어 낼 수 있다.

개인 맞춤 운동 접근법: 체형과 구조

　스트레칭과 자가억제 및 상호억제 메커니즘을 통해 근육의 톤을 안정시키고, 체간의 안정성을 만들었다고 하더라도 인간은 각자 고유한 체형 구조를 가지고 있기 때문에 같은 동작을 해도 저마다 다른 움직임을 만들어 낸다. 그래서 같은 스쿼트 동작이더라도 누군가에게는 좋은 효과를 내기도 하지만 누군가에게는 오히려 독이 되어 운동을 통해 얻는 것보다 잃는 것이 더 많을 수도 있다. 따라서 운동 전략을 세울 때 중요하게 고려되어야 할 점은 몸의 구조에 맞는 운동 자세이다.

　각 개인의 체형은 운동 수행 방식에 영향을 미친다. 예를 들어, 골반의 성향이 후경retroversion인 사람들과 전경anteversion인 사람들의 무게 중심은 완전히 다르다. 스쿼트에서도 무게 중심이 다르게 쓰이는데 특정 스쿼트 방식으로 획일화하여 접근하면 어떤 개인에게는 해당 운동 방법이 부적합하거나 위험할 수 있다.

골반이 후경인 사람들은 자연스럽게 무게 중심을 뒤쪽으로 사용하게 된다. 이런 경우 무게 중심을 앞으로 옮겨 스쿼트를 시도하면 골반의 구조와 맞지 않아 골반이 빠르게 말리면서 허리에 과도한 부담이 가해진다. 반대로 골반이 전경인 사람들은 다리를 벌려서 스쿼트를 진행하면 바깥쪽에서 골반이 집히게 된다. 이런 경우 오히려 다리를 모아서 진행하는 11자 스쿼트를 하는 것이 구조에 맞는 움직임이 될 것이다.

이번에는 허벅지 뼈에 비해 종아리 뼈가 짧은 체형을 가진 사람이 스쿼트를 한다고 가정해 보자. 이런 체형을 가진 사람들이 유튜브에 흔히 나오는 일반적인 스쿼트를 수행하기란 쉽지 않다. 왜냐하면 구조상 스쿼트의 가동 범위가 완전히 나오지 않은 상태에서 발목 각도가 만들어지기 때문이다. 발목의 가동성이 충분하지 않은 상태에서 결국 할 수 있는 것은 허리를 숙이는 것이며 그렇게 되면 허리에 과도한 부담이 가해진다. 이런 체형을 가진 경우 스쿼트 동작에서 충분한 발목 가동성을 만들어 낼 수가 없다. 여기서 할 수 있는 선택은

뒤꿈치에 작은 원판을 대서 발목의 가동성을 확보해 주거나 뒷굽이 있는 역도화를 신는 것도 하나의 방법이될 수 있다.

이처럼 운동 수행 시 개인의 체형 구조를 고려하여 적절한 운동 자세를 취하는 것이 운동의 효과를 최대화하고 부상의 위험을 최소화하는 데 도움이 된다.

움직임과 구조

이번 장에서는 움직임이 신체의 구조적 특성과 깊이 연결되어 있다는 것을 알아보았다. 마치 건축물의 토대가 되는 것처럼 구조는 신체를 지탱하고 보호하며 뼈, 근육, 관절은 서로 유기적으로 연결되어 수많은 움직임을 만들어 낸다. 그렇기 때문에 특정 움직임을 개선하고자 할 때는 단순히 해당 신체 부위만 고려하는 것이 아니라 이를 둘러싼 주변 뼈, 근육, 관절의 구조적 안정성까지 고려해야 한다. 구조에 대한 총체적인 접근이 필요하다.

구조에서 축에 대한 이해는 움직임의 안정성에 있어서 가장 기본이 되는 요소이다. 축은 안정적이고 명확한 지지점으로, 축이 만들어지지 않는다면 우리 몸은 불안정한 곳에서 상대적으로 안정적인 곳으로 이동하려고 한다. 직립은 인간의 본능적인 프로그램으로, 축과 긴밀히 연관되어 있다.

사람마다 신체 구조의 차이가 분명히 존재한다. 그리고 이러한 신체 구조의 차이에 의해 개별적으로 고유한 특징과 기능, 움직임 패턴 등을 갖게 된다. 따라서 자신의 신체 구조를 정확하게 이해하고 구조에 맞는 적절한 움직임과 운동 수행 방식을 찾아야 한다.

CHAPTER 2.
적응

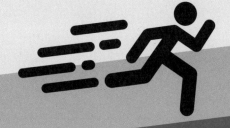

변화하는 환경에 적응하는 인간의 능력은 생존을 가능하게 한다. 적응 과정에서 관절의 가동 범위, 운동 패턴, 누적된 경험, 내면화된 개념에 근거하여 움직임을 지속적으로 조정하고 최적화한다. 이번 장에서는 환경 변화에 따라 신체가 어떻게 적응하여 움직임을 만들어 내는지 알아보자.

적응을 위한 몸의 조절 방식

인간은 중력에 영향을 받으며 끊임없이 변화하는 환경에 적응해 나간다. 적응을 위해 우리 몸은 체계적으로 조절되며 이는 생존과 밀접하게 연결된다. 또한 안정적인 환경에서도 조금씩 변화하는 외부 요인에 적절히 대응하기 위한 다양한 조절 능력을 계속해서 유지해야 한다.

우리 몸은 뜻밖의 상황에 부딪혔을 때 적응을 통해 불확실성을 해소하고 균형을 잡기 위해 조절을 시도한다. 가령 두발자전거를 처음 배울 때를 떠올려 보자. 중심을 잡기 위해 안간힘을 쓰며 앞으로 나아가려고 할 것이다. 아마도 좌우로 심하게 흔들리는 상황에서는 넘어져 다칠 수 있다는 생각에 두려울 것이다. 하지만 점차 자전거를 능숙하게 탈 수 있게 되면 어떠한 환경에서도 자유롭게 탈 수 있으며, 자전거가 주는 재미를 느낄 수 있을 것이다. 이렇게 우리 몸은 시시각각 변하는 상황에서도 반복적인 연습을 통해서 그 상황에 맞는 자연스러운 움직임을 만들어 내고 몸을 조절하며 스스로 적응해 나간다.

적응이 생존을 위해 필요한 반면 특정 환경에 지나치게 적응하게 되면 다른 환경에 대한 반응성을 상실할 수도 있다. 예를 들어, 우주 비행사들은 주 6일 2시간씩 정해진 루틴에 맞춰 의무적으로 운동을 해야 한다. 단순히 우주 비행사들의 건강을 염려하여 내려진 조치가 아닌 실제 비행사들의 생사가 걸려 있는 중요한 일이다. 우리 몸은 지구에 있을 때 매 순간 중력의 영향을 받아 중력에 저항하는 방식으로 움직임이 설계된다. 하지만 땅에 발을 딛지 않고도 둥둥 떠다닐 수 있는 우주라는 환경에 있다면 우리 몸은 중력이라는 외력에 저항할 필요가 없어지고 가만히 있어도 많은 에너지를 소비하는 근육을 계속해서 유지할 이유가 사라진다. 그렇게 우리 몸은 중력이 없는 환경에 점차 적응하게 된다. 실제로 우주 비행사들은 우주에 있는 것만으로도 5일에서 11일 만에 근감소증이 20%가 넘게 일어난다고 한다.[2] 그래서 다시 지구에 돌아갈 날을 대비하기 위해 몸에 의도적으로 부하를 주어 쉽사리 중력이 없는 우주 환경에 적응하지 않도록 한다.

우리 몸은 끊임없이 변화하는 환경에 적응하며 생존하기 위해 노력한다. 이 과정에서 중요한 역할을 하는 것이 바로 몸의 조절 방식이다. 몸의 조절 방식이란 내외부의 변화에 효과적으로 대응하기 위해 신체의 기능을 조절하는 과정이다. 근육만이 우리 몸의 기능을 전부 만들어 낸다고 생각할 수 있지만 몸의 조절 과정에서 핵심적인 역할을 하는 것은 바로 뇌다. 뇌는 생각하고 판단하는 기관이며 환경에 적응하고 몸을 움직이기 위한 중추적인 역할을 한다. 근육을 먼저 움직이는 것이 아니라 몸의 조절 방식에서 핵심 기능을 하는 뇌에서 판단이 이루어지고 그 후에 이를 근육이 수행하는 것이라고 볼 수 있다.

뇌의 역할과 관련된 흥미로운 예가 있다. 바로 멍게

---

2 "What happens to muscles in space?", Government of Canada, 2006.08.18.

다. 멍게는 유생일 때 우리가 흔히 아는 모습과는 많이 다르다. 올챙이처럼 눈도 있고 몸의 감각을 통해 수온과 수압을 느끼면서 위협적이지 않은 곳을 찾아다닌다. 안정적인 곳을 찾게 되면 멍게는 그 자리에 정착한다. 그 이후 48시간 안에 가장 먼저 하는 일은 놀랍게도 자신의 뇌와 신경을 먹어 치워 버리는 것이다. 왜냐하면 위협에서 벗어난 멍게는 더 이상 주변을 인지하고 움직일 이유와 뇌라는 사치를 부릴 필요가 없어졌기 때문이다.

멍게가 자신의 뇌를 먹는 것은 안정적인 환경에 완벽하게 적응하는 극단적인 예로 볼 수 있다. 이처럼 생물은 주변 환경에 따라 가장 효율적인 생존 전략을 선택한다. 이러한 생물학적 적응의 원리는 인간의 진화 과정에서도 목격된다. 인류는 변화무쌍한 환경에서 살아남기 위해 뇌를 발달시켜 복잡한 문제를 해결할 수 있는 능력을 키워야만 했다. 멍게가 안정적인 환경을 찾아 정착한 후 필요 없어진 뇌를 제거해 버린 것과는 달리 인간은 뇌를 더욱 발달시켜 나갔다. 문명이 발달하지 않았던 고대 인류는 생존하기 위해 복잡하고 정교한 움직임이 필요했다. 움직인다는 것은 그 자체로 생존이었기 때문이다. 음식이 자주 나오는 곳을 기억해야 했고 위험한 야생 동물이 출몰하는 곳은 다른 길로 우회해야 했으며 먹잇감을 사냥하기 위해 이동 속도와 방향을 예상하며 전술적으로 움직여야 했다. 이것이 인간이 다른 동물에 비해 유난히 큰 두뇌를 가지게 된 이유이다.

동시에 몸의 조절 방식에서 인간의 몸이 뇌의 명령에 단순히 기계적으로 반응하는 것이 아니라는 점을 기억해야 한다. 실제로 몸은 복잡하고 다차원적인 관계를 통해 움직임을 생성한다. 뇌와 신체의 긴밀한 상호 작용은 각 신체 부위가 뇌의 지시를 받아 움직이면서도 주변 환경과 내부 생리적 상태를 고려하여 적절하게 반응하는 과정을 포함한다. 하지만 감각 정보의 부재로 인해 뇌가 특정 움직임을 제한하기도 한다.

척추 질환 분야의 지식 발전에 크게 기여한 것으로 평가받는 판자비 교수[Manohar M. Panjabi]는 연구에서 우리 몸은 수동적 시스템 '뼈와 인대', 능동적 시스템 '근육과 건' 그리고 신경 시스템 '신경'이라는 3가지 시스템을 가지고 있으며 이 시스템들은 상호 보완적으로 작동하여 몸의 안정성을 유지한다고 설명하였다.[3] 이러한 상호 보완적 작동은 우리 몸이 다양한 환경에 효과적으로 적응하며 뇌의 명령과 신체 구조의 제약 사이에서 최적의 움직임을 찾아내는 과정을 가능하게 한다.

---

3   Manohar M. Panjabi, 「The stabilizing system of the spine. Part I. Function, dysfunction, adaptation, and enhancement」, Journal of Spinal Disorders (1992), pp.383-389

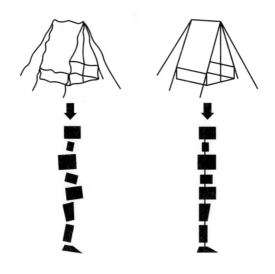

[그림 2] 인간의 신체 구성 요소가 텐트라면

이러한 상호 작용을 이해하기 위해 위의 그림과 같이 인간의 신체를 하나의 텐트에 비유해 보자. 수동적 시스템은 텐트의 뼈대에 해당하며, 능동적 시스템은 천에 해당하고, 마지막 신경 시스템은 끈에 해당한다. 아무리 견고한 뼈대와 천을 가지고 있다 하더라도, 끈이 적절히 조절되지 않으면 텐트는 불안정해질 것이다. 즉 수동적 시스템과 능동적 시스템이 견고하다고 하더라도 신경 시스템이 약하거나 비정상적으로 작동한다면 우리 몸은 제대로 움직이기 어려워진다는 뜻이다. 이는 우리 몸에서 일어나는 불안정성 혹은 그로 인한 통증을 단순히 근육만의 문제로 봐서는 안 된다는 것을 의미한다. 또한 앞서 살펴본 우주 비행사 예시처럼 중력이 없는 환경 등 비정상적인 환경에서는 신체의 3가지 시스템 간 상호 작용이 바뀔 수 있다. 이는 움직임을 생성하는 데 새로운 도전을 제시하며 시스템 간의 긴밀한 협력 및 적응의 필요성을 강조한다.

정리하면 적응을 위한 몸의 조절 방식으로써 움직임은 뇌와 신체의 긴밀한 상호 작용에 의해 생성된다. 신경계는 외부로부터의 감각 정보를 뇌로 전달하며 뇌는 이러한 정보를 기반으로 신체 구조의 조절을 통해 움직임을 생성한다. 이 과정은 반복적인 학습을 통해 점차 향상되며 인간의 움직임은 이러한 학습 과정의 산물이다.

움직임의 최소 단위: 감각 정보

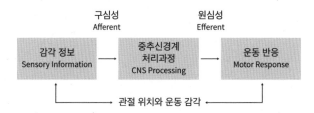

[그림 3] 움직임의 최소 단위, 감각 정보[4]

움직임이라는 '운동 반응Motor Response'이 일어나기 위해서는 외부 환경을 인식하는 최소 단위인 '감각 정보Sensory Information'가 필요하다. 우리는 시각, 청각, 촉각, 후각, 미각이라는 다양한 감각 정보를 통해 세상을 경험하는 방식을 형성한다. 외부 환경으로부터 얻은 감각

4   필 페이지, 클레어 프랑크, 로버트 라드너, 『얀다의 근육 불균형 평가와 치료』, 영문출판사 (2012), p.11

정보들은 뇌로 전달되는 '구심성Afferent' 과정을 거친다. 이후 뇌로부터의 명령을 신체의 실행 부위로 전달하는 '원심성Efferent' 과정을 거쳐, 외부의 물리적인 자극에 대응하기 위한 '운동 반응'으로 나타난다. 이러한 과정을 통해 우리는 실시간으로 위험 요소에서 벗어나고 문제를 해결한다.

예를 들어, 물이 담긴 유리컵이 있다고 생각해 보자. 여기서 우리의 목적은 분명하다. 물을 마시는 것이다. 물을 마시기 위해서는 우선 시각으로 이것이 유리컵이라는 것을 지각한다. 그다음 과거의 경험을 바탕으로 컵을 들 수 있을 만큼의 적당한 힘을 예측한 뒤 컵을 잡을 것이다. 만약 유리컵 안의 물이 뜨거웠다면 손을 아주 빠르게 떼어낼 것이다. 데일 수도 있기 때문이다. 하지만 뜨거운 상황에도 불구하고 이 컵을 잡아야 하는 상황이라면 최선의 움직임을 찾아 컵 끝을 살짝 잡으려고 할 것이다. 만약 움직임의 최소 단위인 감각 정보를 알아차리지 못한다면 물을 마시다가 혀를 데일 수도 있고 손에 화상을 입을 수도 있다. 감각 정보에 둔하게 반응하여 상황에 적절한 움직임을 만들어 내지 못한 것이다. 일상에서 쉽게 볼 수 있는 이 예시는 우리 몸이 목적을 달성하기 위해 감각 정보를 통해 움직임을 빠르게 재조정하는 과정을 보여 준다. 구부정한 자세를 계속 유지하는 것도 감각 정보에 둔하게 반응하는 예시라고 할 수 있다. 자신의 몸에 대한 위치 정보를 잘못 감지하고 있기 때문에 잘못된 자세를 계속 유지하는 것이다.

이처럼 외부의 감각 정보에 대한 민감한 반응은 위험을 회피하고 움직임을 조절하는 데 중요하다. 하지만 시각, 촉각, 청각 등의 감각은 우리 몸이 갖는 감각의 일부에 불과하다. 움직임을 가능하게 하는 데에는 보이지 않는 내부적 감각 정보도 중요한 역할을 한다. 바로 몸의 근육 및 관절의 위치와 움직임 상태를 감지하여 지속적으로 뇌에 전달하는 '고유수용성 감각'이다.

신경생리학자인 찰스 셰링턴Charles Sherrington은 노벨 생리의학상을 수상한 신경생리학의 선구자로 중추 신경계의 작동 원리와 근육 조절 메커니즘에 대한 혁신적인 연구로 잘 알려져 있다. 특히 고유수용성 감각의 발견을 가능하게 하였다.

고유수용성 감각을 확인할 수 있는 간단한 방법이

있다. 눈을 감고 생각하는 신체 부위가 어디에 있는지 손가락으로 눌러 보자. 주로 코를 만져 보는데 고유수용성 감각이 좋지 못한 사람들은 코와 인접해 있는 다른 신체 부위를 만지기도 한다. 또 다른 예로 아이들이 음식을 먹을 때 입 주변에 묻히거나 바닥에 흘리는 이유는 아직 몸 전체에 고유수용성 감각이 완전히 발달하지 않았기 때문이다.

외부의 감각 정보를 통해서도 주변 상황을 인지하지만 내부의 감각 정보인 고유수용성 감각에 따른 몸의 위치 정보를 통해서 움직임을 무의식적으로 만들어 낸다. 식사를 할 때 입이 얼굴 어디에 위치해 있는지 깊이 생각하지 않고 음식을 입에 넣고, 걸을 때에도 발이 어떻게 놓이는지 고려하지 않는다. 이렇게 모든 움직임 하나하나를 의식적으로 하지 않아도 몸이 어떻게 움직일지 가늠할 수 있는 이유는 모두 고유수용성 감각 덕분이다.

만약 고유수용성 감각이 사라진다면 어떻게 될까? 신경의학 교수이자 작가인 올리버 색스[Oliver Sacks]의 저서 『아내를 모자로 착각한 남자』에서는 고유수용성 감각을 상실한 젊은 여성에 대한 이야기를 자세하게 묘사하고 있다.

27세의 나이로 하키와 승마를 즐기며 컴퓨터 전문직으로 일하고 있던 크리스티너는 씩씩한 두 아이의 엄마였다. 그녀는 수술을 앞두고 이상하게 몸의 감각이 잘 느껴지지 않았다. 이에 의사들은 수술 전에 으레 오는 불안 증세로 여겼다. 하지만 증세는 점점 심해졌고 크리스티너는 "자신의 몸이 사라지고 있다."라고 소리쳤다. 깜짝 놀란 의사가 급하게 이불을 걷어 보았지만 크리스티너의 몸은 그대로 있었다. 크리스티너는 급성 다발 신경염으로 밝혀졌다.

그날 이후 크리스티너는 작은 움직임에도 각 신체 부위를 눈으로 보면서 움직임을 확인해야만 했다. 그녀는 자연스러운 자세를 취하기 위해 행동 하나하나를 기술처럼 익혀 나가며 습득해 갔다. 초반에는 발성에 문제가 생기기도 했으며 얼빠진 표정을 짓지 않으려면 인위적으로 과장된 표정을 지어야만 했다.

삶의 의지와 정신력이 강했던 크리스티너는 고유수용성 감각이 아닌 시각 정보와 몸의 위치 감각을 감지하는 전정 기관을 사용하여 나름의 움직임을 터득해 나갔다. 물론 여전히 부자연스러웠기에 식사 시 손에 신경을 쓰지 않으면 포크를 떨어트렸고, 식사가 끝나고 나면 손바닥에 피멍이 들어 있었다. 고유수용성 감각이 없기 때문에 어느 정도의 힘을 주어야 하는지 예측조차 하지 못한 것이다. 크리스티너는 자신의 이런 몸을 "몸에 눈과 귀가 사라진 것 같은 느낌"이라고 말했다.[5]

이처럼 우리가 의식적으로 생각하지 않고 당연하게 여기고 있는 고유수용성 감각이 사라진다면 평범한 일상의 움직임도 이전처럼 쉽지 않을 것이다. 크리스티너의 경험은 고유수용성 감각이 손상되었을 때 얼마나 큰 영향을 미치는지를 생생하게 보여준다. 움직임의 최소 단위로써 외부의 감각 정보와 내부의 감각 정보의 중요성을 이해하는 것은 일상생활에서 우리 몸의 움직임과 균형을 더 잘 조절하고 유지할 수 있도록 돕는 데 필요하다.

---

5   올리버 색스, 『아내를 모자로 착각한 남자』, 알마 (2016), pp.85-102

풍부한 감각의 조화: 균형 감각

우리가 신체를 안정적으로 움직이는 과정은 다양한 감각 정보의 조화로운 결합을 통해 이루어진다. 특히 균형을 유지하기 위해서는 시각, 전정 기관, 체성 감각이 필요하다. 이 중에서도 단순히 시각, 청각, 촉각과 같은 외부에서 오는 감각 정보뿐만 아니라 우리 몸의 내부 상태에 대한 인식도 중요한 역할을 한다. 이러한 내부 인식을 가능하게 하는 것 중 하나가 바로 체성 감각이다. 체성 감각은 근육, 관절, 인대로부터 감각 정보를 통해 몸의 위치와 움직임을 인지하게 하며 물리적인 균형을 유지하고 안정적으로 움직일 수 있도록 돕는다. 앞서 살펴본 고유수용성 감각이 체성 감각 중 하나라고 볼 수 있다.

신경학 분야에서 균형 감각의 권위자로 잘 알려진 호락Fay B. Horak 박사는 균형 감각이 시각, 전정 기관, 체성 감각 세 가지 요소의 조화로운 결합으로 이해될 수 있다고 정의했다.[6] 세 가지 요소는 상호 보완적으로 균형 유지에 기여하며, 체성 감각은 특히 중요한 비중을 차지한다.

또한 피터카Robert J. Peterka 박사는 균형에 기여하는 요소 중 체성 감각이 약 50%를 차지하며 시각은 33%, 전정 기관은 17%로 이들 간의 비율이 중요하다고 말한다.[7] 이는 우리가 다양한 감각의 조화를 통해 어떻게 균형을 유지하는지 보여 준다.

체성 감각의 중요성은 특히 부상으로 인해 체성 감각이 떨어졌을 때 더욱 두드러진다. 체성 감각이 약화될 경우 시각이나 전정 기관에 더 많이 의존하게 되며, 특히 시각 정보에 대한 의존도가 높아진다. 이는 눈을 감고 한 발로 서 있는 간단한 테스트를 통해 경험해 볼

6 Fay B. Horak, 「Postural orientation and equilibrium: what do we need to know about neural control of balance to prevent falls?」, Age and Ageing, Vol. 35 (2006), pp.7-11

7 Robert J. Peterka, 「Sensory integration for human balance control」, Handbook of Clinical Neurology, Vol. 159 (2018), p.37

수 있다. 눈을 뜨고 한 발로 서 있을 때와 눈을 감고 한 발로 서 있을 때의 차이를 통해 우리의 몸이 얼마나 시각 정보에 의존하고 있는지를 알 수 있다. 체성 감각이 약화되어 있다면 눈을 감았을 때 훨씬 더 불안정하고 균형을 잡지 못해 금방 넘어진다.

오하이오 대학의 더스틴 그룸스Dustin R. Grooms 박사는 전방십자인대 부상 이후에 시각 정보에 대한 의존성이 증가한다는 것을 밝히면서, 전통적인 재활 훈련에서는 주로 신체의 근력과 가동 범위의 회복에 초점을 맞추지만 시각 정보를 활용한 재활 훈련이 신경계의 재조정에 중요한 영향을 미칠 수 있음을 강조한다.[8] 이는 특히 체성 감각 능력이 저하된 환자들에게 더욱 중요할 수 있으며, 신체의 내부 감각보다 외부 시각 정보를 활용하여 균형과 운동 조절 능력을 개선시킬 수 있다는 것을 보여 준다.

8   Dustin R. Grooms, 「Neuroplasticity Following Anterior Cruciate Ligament Injury: A Framework for Visual-Motor Training Approaches in Rehabilitation」, Journal of Orthopedic & Sports Physical Therapy, Vol. 45 (2015), pp.381-393

연세대학교 송경탁 박사의 메타분석 연구에서는 만성 발목 불안정성을 가진 사람들에게 밸런스 훈련이 시각 정보에 대한 의존도를 바꾸지 못했다는 사실을 밝혀, 재활 단계에서 새로운 전략의 필요성을 제기했다. 분명 약간의 효과는 있으나 눈 감고 한 발 서기로는 매우 정적인 움직임이기 때문에 한계가 있으며, 시야가 차단된 상태에서 움직임이 이루어져야만 시각 의존도를 낮추고 체성 감각을 높일 수 있다고 말한다.[9]

이를 위해 연구자들은 스트로브 Strobe 안경과 같은 도구 사용을 제안한다. 스트로브 안경은 깜빡거리며 시각 정보를 간헐적으로 차단함으로써 눈을 감지 않고도 시각 의존도를 낮추는 장비이다. 기존에는 눈을 감는 정적인 훈련으로만 가능했지만 시각 의존도를 낮추면서 동적인 움직임이 가능해져 이 장비를 통해 동적으로 체

9 Kyeongtak Song, Evan Rhodes, Erik A wikstorm, 「Balance training does not alter reliance on visual information during static stance in those with chronic ankle instability: A systematic review with meta-analysis」, Sports Medicine, Vol. 48 (2018), pp.893-905

성 감각을 높이는 훈련을 진행할 수 있게 되었다.[10]

정리하면 균형 감각은 시각, 전정 기관, 체성 감각 세 가지 요소의 복잡한 상호 작용의 결과다. 특히 노화, 부상, 다른 요인들로 인해 체성 감각이 약해지는 경우 우리 몸은 시각에 더 의존하게 되며 이는 균형 유지에 또 다른 영향을 미치게 된다.

10 Hyunwook Lee, Seunguk Han, Jon Ty Hopkins, 「Altered Visual Reliance Induced by Stroboscopic Glasses during Postural Control」, International Journal of Environmental Research and Public Health, Vol. 19 (2022), p.2076

적응의 양면성

우리 몸은 어떠한 상황에서든 적응할 수 있는 놀라운 능력을 지녔지만 적응은 양면성을 갖고 있어 항상 우리에게 이로운 것만은 아니다. 역사적으로 인류는 생존을 위해 다양한 움직임 패턴을 만들어 왔다. 과거 농사일과 같은 일상 활동은 자연스럽게 몸의 여러 근육을 사용하고 관절의 움직임을 최대화하였다. 이는 의도하지 않은 기능적 트레이닝의 일종이었다고 할 수 있다.

하지만 오늘날 현대인의 생활은 편리함과 효율성을 최우선으로 여기는 방향으로 바뀌었으며, 그 결과 움직임의 범위가 줄어들고 특정 패턴과 자세에만 익숙함을 느끼며 적응하기 시작했다. 게다가 코로나 팬데믹은 이미 진행 중이던 움직임 패턴의 변화를 가속화했다. 거의 모든 활동이 실내 공간으로 옮겨 감으로써, 신체적 활동은 더욱 제한되었고 대부분의 일들을 엄지손가락

하나만 있다면 할 수 있게 되었다. 이는 인간 본연의 유연한 움직임과 대조적이다. 현대인은 특정 근육의 과사용이나 사용하지 않는 근육의 약화로 인해 불균형을 경험하며, 이는 결국 신체적 및 정신적 건강에 영향을 미치고 통증으로 이어질 수 있다.

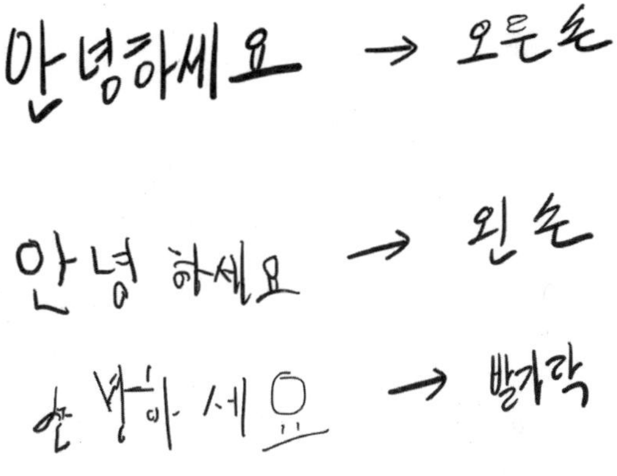

[그림 4] 필자가 오른손, 왼손, 발가락으로 쓴 글씨

과거에 비해 움직임은 줄어들었지만 그래도 우리는 끊임없이 움직임을 수행해 나간다. 왜냐하면 우리는 목적을 달성하기 위해서 어떤 방식으로든 새로운 움직임

을 만들어 내기 때문이다. 위의 사진은 아이패드로 직접 쓴 글씨이다. 위에서부터 오른손, 왼손, 발가락으로 쓴 글씨이다. 오른손잡이이기 때문에 오른손 글씨는 상당히 안정적으로 쓰인 반면 왼손과 발가락은 다소 안정적이지 못한 것을 볼 수 있다. 물론 발가락은 손과는 다르게 구조적으로 글씨를 쓰기에 적합하지 않다고 하더라도 왼손의 경우는 오른손에 비해 글씨를 쓰기 위해 사용하는 힘과 속도가 달라 마치 어린아이가 쓴 글씨처럼 보인다. 하지만 우리는 왼손과 발가락으로 쓴 글씨 모두 똑같이 '안녕하세요'라는 정보를 얻을 수 있다. 이를 통해 신체가 100%의 기능을 발휘하지 못하더라도 어떻게든 목적을 달성하기 위해 새로운 움직임으로 적응한다는 것을 알 수 있다. 이 과정에서 '반복'이라는 행위가 우리의 몸을 긍정적인 방향으로든 부정적인 방향으로든 적응시킨다. 장시간 몸을 사용하지 않고 방치하는 것을 반복해도 문제이며, 과하게 사용하는 것을 반복해도 문제가 된다.

근골격계 부상에서도 이런 문제들을 쉽게 찾아볼 수 있는데, 반복적인 부상 또는 부적절한 사용으로 인해 신체가 약화되면 몸은 자체적으로 위험을 감지하고 대응한다. 이러한 자체 보호 메커니즘은 관절기인성 억제 Arthrogenic Muscle Inhibition와 같은 복잡한 생체 반응의 활성화로 나타난다. 관절기인성 억제는 신체 특정 부위의 손상을 방지하고 보호하기 위해 특정 근육을 일시적으로 기능하지 못하도록 하는 메커니즘 중 하나이다.

예를 들어, 전방십자인대가 손상되면 허벅지 앞쪽 근육인 대퇴사두근을 억제시켜 우리 몸을 보호하려고 한다. 물론 손상된 관절에 더 많은 부하가 가해지는 것을 방지하기 위한 반응이다. 하지만 결국 장기적으로는 근력 약화 혹은 근감소증, 운동 기능 장애를 초래할 수 있다.

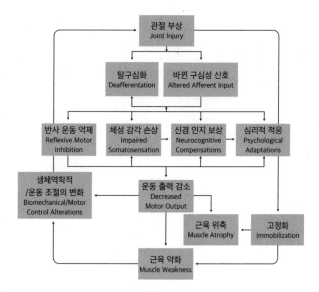

[그림 5] 레플리 박사의 움직임 패턴 다이어그램[11]

미시간 대학 교수이자 미시간 퍼포먼스 연구소를 이끌고 있는 아담 레플리^{Adam S. Lepley} 교수에 따르면 관절 기인성 억제가 왔을 경우 몸의 움직임 패턴에 어떤 변

11 Adam S. Lepley, Lindsey K. Lepley, 「Mechanisms of Arthrogenic Muscle Inhibition」, Journal of Sport Rehabilitaion, Vol. 31 (2021), pp.707-716

화가 생기는지에 대해 [그림 5]를 통해 쉽게 설명하고 있다. 복잡해 보이지만 우선 가장 바깥쪽에 있는 것들을 살펴보자. 화살표로 연결된 이 개념들은 문제의 시작이 어느 지점인지와는 상관없이 이러한 문제들이 결국 서로에게 악순환으로 이어진다는 것을 보여 준다. 가장 위쪽에 있는 관절의 부상은 우측 화살표를 따라 고정화를 통해 근감소증 혹은 근육 약화로 이어지게 되며 잘못된 움직임 패턴을 만들어 내고 결국 다시 또 다른 관절의 부상으로 이어진다. 각 요소들에 대해서도 자세히 살펴보자.

- **관절 부상**Joint Injury 신체의 관절이 손상을 입은 상태이다.
- **탈구심화**Deafferentation 구심성 신호는 감각 기관에서 시각 정보를 뇌나 척수로 전달하는 역할을 담당하는데, 탈구심화는 구심성 신호의 손실을 의미한다. 예를 들어, 관절의 감각 신경이 손상되어 정상적인 감각 정보가 중추 신경계로 전달되지 않는다면 탈구심화가 발생한 것이다. 그러면 올

바른 움직임과 균형 유지가 어려울 것이다.

- **바뀐 구심성 신호**Altered Afferent Input 관절 부상이 발생하면 신체 부위에서 중추 신경계로 보내는 감각 신호가 변할 수 있다. 이러한 변화된 신호는 신체의 반응과 움직임을 조정하는 데 영향을 미친다. 예를 들어, 관절의 부상으로 인해 뇌로 전달되는 감각 정보가 바뀌면 올바른 움직임과 균형 유지가 어려울 것이다.

- **반사 운동 억제**Reflexive Motor Inhibition 신체가 부상을 감지하면 자동적으로 특정 근육의 움직임을 억제하는 반사적인 반응이 발생한다. 예를 들어, 전방 십자인대 부상이 있는 축구 선수는 무릎의 불안정성을 감지하면서 무의식적으로 무릎 주변 근육의 사용을 억제할 수 있다.

- **체성 감각 손상**Impaired Somatosensation 체성 감각은 몸의 위치와 움직임을 인지하는 능력을 의미한다. 이 감각이 손상되면 움직임과 균형의 정확성에 영향을 줄 수 있다. 예를 들어, 부상을 입은 선수가 무릎의 정확한 위치를 느끼지 못하면 이는 건

거나 뛰면서 균형을 잡기 어려울 것이다.

- **신경 인지 보상**Neurocognitive Compensations 손상이나 기능 저하를 인식하고 다른 부위나 기능을 활용하여 보상하는 뇌의 과정이다. 예를 들어, 부상을 입은 선수가 다리에 가해지는 부담을 줄이기 위해 반대편 다리에 힘을 더 싣는 것과 같다. 또한 앞서 살펴본 것처럼 떨어진 체성 감각을 시각이 대신할 수 있다.

- **심리적 적응**Psychological Adaptations 부상에 대응하여 심리적으로 적응하는 것을 말한다. 이는 스트레스 관리, 통증 인식의 변화에 영향을 줄 수 있다. 예를 들어, 선수가 부상에 대한 두려움으로 인해 더 조심스럽게 움직이거나 통증과 스트레스를 관리하기 위한 전략을 개발하는 것이다.

- **생체역학적/운동 조절의 변화**Biomechanical/Motor Control Alterations 부상으로 인한 신체적 변화는 움직임과 자세 조절에 변화를 가져올 수 있다. 예를 들어, 부상을 입은 선수가 이후에 자연스럽게 자세를 바꾸어 다리에 가해지는 압력을 줄이는 것이다.

- **운동 출력 감소**Decreased Motor Output 신경계의 변화와 근육의 억제로 인해 신체의 운동 출력이 감소하는 것이다. 예를 들어, 무릎 근육의 활동이 억제되면서 뛰거나 차는 힘이 약해지는 현상이 나타날 수 있다.

- **고정화**Immobilization 부상 부위를 보호하기 위해 신체의 특정 부위를 움직이지 않게 하는 것을 말한다. 예를 들어, 부상 직후 선수의 무릎을 보호하기 위해 의료용 교정기를 착용하여 무릎 관절을 움직이지 못하도록 고정할 수 있다.

- **근육 위축**Muscle Atrophy 근육을 사용하지 않음으로써 근육이 줄어들고 약해지는 현상이다. 예를 들어, 무릎을 오랜 시간 움직이지 않게 되면 무릎 주변의 근육이 점차 줄어들고 약해질 수 있다.

- **근육 약화**Muscle Weakness 근육의 위축과 비활성화로 인해 근육의 힘이 약화되는 것을 의미한다. 예를 들어, 근위축과 활동의 감소로 인해 무릎에 힘을 실을 때 근육의 힘이 전반적으로 감소할 수 있다.

그럼 이제 가장 바깥쪽에 있는 관절의 부상을 타고 내부를 살펴보자. 관절의 부상으로 인해 감각 정보가 뇌에 제대로 전달되지 않거나 잘못된 감각 정보가 전달될 수 있다. 그러면 자연스럽게 반사 능력은 떨어지고, 앞서 균형 감각에서 살펴본 것처럼 다른 감각이 대신 작용하며 한쪽의 의존도가 높아지게 된다. 혹은 기존의 근육들이 수행해 오던 것을 다른 근육들이 대신하게 된다. 우리 몸은 이러한 반응이 자연스러운 것이라고 착각하여 심리적으로 적응해 버리고 만다.

예를 들어, 본래 전방십자인대는 정강이뼈인 경골을 앞으로 빠지지 않도록 도와주는 역할을 한다. 하지만 전방십자인대가 손상되면 허벅지 앞쪽 근육인 대퇴사두근에 힘을 주기만 해도 경골이 앞으로 쑥 밀리게 된다. 그러면 원래 전방십자인대에서 오던 감각 정보가 뇌에 제대로 전달되지 않기 때문에 뇌는 해당 부위가 불안정하다고 판단하고 즉각적으로 무릎을 보호하려고 한다. 즉 전방십자인대가 손상된 상태라면 다리를 차는 힘을 쓸 때 경골이 앞으로 빠지면서 무릎을 보호하기 위해 허벅지 앞쪽 근육인 대퇴사두근을 억제시키고 오히려 허벅지 뒤쪽 근육인 햄스트링을 뻣뻣하게 만든다.

이러한 문제가 일시적이면 좋겠지만 흥미로운 사실은 수술 후 회복하여 구조적인 손상을 해결했음에도 불구하고 뇌는 움직임을 선택할 때 한번 다쳐서 생긴 패턴을 그대로 사용한다는 점이다. 즉 구조적인 손상을 해결했다고 해서 기능적인 문제가 해결되지는 않는다. 부상으로 인해 움직임 패턴은 전방십자인대를 다쳤던 다리를 되도록 구부리지 않고 해당 다리에 체중을 싣지 않는 것으로 바뀌었을 것이다. 이러한 움직임 패턴이 계속되면 심리적으로 적응되어 버리고 만다. 문제는 몸을 보호한다는 명목하에 해당 근육을 계속해서 사용하지 않는다면 오히려 근육이 위축되고 약화될 수 있다.

이때 어떻게든 목적을 달성하고 기존의 움직임을 만들어 내기 위해 보조 역할만 하던 주변 근육들을 과하게 동원하여 혹사하는 경우가 있다. 또한 변형된 자세와 부정적인 움직임을 만들어 통증과 부상이 생기기도 한다. 당연하게도 이러한 움직임은 기존의 움직임보다 좋을 수 없다. 기존의 움직임 패턴을 사용하지 못하니 움직임들은 덩어리질 수밖에 없는 것이다.

정리하면 인간의 적응 능력에는 양면성이 있기 때문에 특정한 패턴과 자세를 장시간 유지하면 통증과 부상이 생길 수 있다. 따라서 가장 먼저 해야 할 일은 우리의 신체가 부정적인 상황에 적응하지 않도록 일상생활에서부터 가볍게 움직일 수 있는 방법을 찾아 변화를 만들어 주는 것이다. 걷거나 간단한 스트레칭을 할 수도 있고 몸을 조금씩 움직이며 휴식을 취할 수도 있다.

개인 맞춤 운동 접근법: 감각과 인지

앞서 살펴본 것처럼 몸의 조절 방식은 단순히 근육에서만 일어나지 않고 여러 감각들이 중첩되어 하나의 움직임을 만들어 낸다. 따라서 특정 움직임이 나오지 않을 때는 기본적으로 근육과 관절의 움직임을 확인해 보는 것도 필요하지만 이 외에도 여러 감각들을 제대로 사용하고 있는지 고려해 보아야 한다. 시각, 전정 기관, 피부, 근육에서 오는 감각들을 인지할 수 있는 방법들을 알아보자.

① 시각 및 전정 기관 트레이닝

인간의 시선은 움직임에 영향을 미친다. 우리가 시선을 특정한 곳에 고정하면 뇌는 시각 정보를 받아들이고 주변 환경을 인식하여 움직임을 목적에 맞게 적절히 조정한다. 실제로 목만 한쪽으로 최대한 돌렸을 때의 가동 범위와 시선도 옆을 응시하면서 목을 돌렸을 때 나타나는 가동 범위는 차이를 보인다. 이는 시선이 목의 움직임에 미치는 영향을 시사한다. 또한 내이에 위치한 전정 기관은 운동 감각과 위치 감각을 감지하여 시각 시스템과 긴밀하게 협력하여 신체의 균형을 잡는데 중요한 역할을 한다.

하지만 요즘 현대인들은 장시간 컴퓨터 모니터나 핸드폰과 같이 가까운 곳에만 시선이 머물며 이로 인해 눈동자의 움직임이 한 방향으로만 제한되거나 원치 않는 방향으로 치우치는 경우가 있다. 제한된 눈동자의 움직임과 시선은 목과 어깨에 통증을 초래하는 원인이 될 수도 있다. 따라서 시선을 안정적으로 유지하면서 다양한 방법으로 몸을 움직이는 시각 및 전정 기관 트레이닝이 중요하다. 이를 통해 목과 어깨의 유연성을 증진시키고 통증을 완화할 수 있다.

- **시선 안정화 훈련**Gaze Stabilization Exercises 몸을 고정하고 눈동자만 단독으로 돌려 특정 대상에 시선을 고정하는 연습이다.

- **동적 시각 추적 훈련**Dynamic Visual Tracking Exercises 움직이는 물체를 눈으로 따라가며 추적하는 연습이다. 이는 눈의 움직임 조정 능력을 개선하고, 움직임 중에도 정확한 시각 정보를 유지하는 데 필요하다.

- **시각-운동 협응 훈련**Visual-Motor Coordination Exercises 시각 정보를 바탕으로 신체의 움직임을 조정하는 연습이다. 시각적 판단과 신체의 정확한 움직임을 조화롭게 연결하는 능력을 개선한다. 예를 들어, 공을 던지며 타깃을 맞추는 운동이 있다.

- **움직임 훈련**Head Movement Exercises 머리를 다양한 방향으로 움직이면서 균형을 유지하는 연습이다. 이는 전정 기관이 머리와 몸의 움직임을 감지하고 처리하는 능력을 강화한다.

② 체성 감각 트레이닝

앞서 근육, 관절, 인대로부터의 내부 인식을 통해 균형을 유지하고 안정적인 움직임을 가능하게 하는 체성 감각에 대해 알아보았다. 체성 감각 트레이닝 또한 중요한데, 우선 피부 주변의 감각을 활성화하기 위해 파워 플레이트$^{Power Plate}$와 같은 진동 기구를 사용하거나 냉온찜질을 할 수 있다. 이는 신체의 인지 능력과 자연스러운 움직임의 조절을 지원한다. 또한 체성 감각을 활성화하기 위해 마사지, 스트레칭, PNF 스트레칭, 관절가동술 등을 진행할 수 있다. 이는 움직임을 회복하는 데 도움이 된다.

또한 근력 운동은 단순히 근육량과 힘을 키우는 것 이상의 의미를 갖는다. 근력 운동할 때 근육의 길이와 긴장에 대한 정보를 전달하는 데 근육 긴장 감지기인 근방추와 골지건이 관여하고, 운동을 통해 얻은 감각 피드백은 자신의 위치와 움직임을 인지하는 능력에 큰 영향을 준다. 근력 운동을 하면 고유수용성 감각을 활성화시킬 수 있으며, 따라서 근력 운동은 체성 감각 트레이닝의 필수 요소라고 할 수 있다.

고립 운동의 원칙

고립 운동이란 특정 근육을 자극하기 위해서 동원되는 관절의 수를 최대한 줄이고 하나의 관절에서 하나의 근육만을 고립해서 천천히 진행되는 운동을 말한다. 흔히 고립 운동이 보디빌딩 식의 운동으로 치부되고, 고립 운동이 아닌 다양한 관절을 동원하는 기능성 운동을 해야 한다고 주장하기도 한다. 하지만 고립 운동 자체를 단순히 보디빌딩 운동으로 바라봐서는 안 된다. 보디빌더들은 하나의 근육에서도 다양한 섬유를 노출시켜 입체적인 근육을 만들어 내는 데 효율적이기 때문에 이 방식을 채택할 뿐이다.

잘못된 자세로 오랜 시간 운동하거나 부상을 당하면 특정 근육의 움직임이 제한되어 주변 근육과 관절에서 뇌로 가는 감각 신호가 줄어든다. 이러한 상황에서는 근육과 관절의 움직임을 제대로 만들어 내지 못하게 된다. 이런 문제를 해결하기 위해서 특정 움직임에서 근육과 관절의 예민도를 높이는 훈련이 필요한데, 특정 근육과 관절의 운동에 집중하는 고립 운동을 진행할 수 있다. 이는 뇌가 다시 해당 근육과 관절에 정확한 신호를 보낼 수 있도록 돕는다.

또한 부상 후 재활 과정에서도 고립 운동을 활용한 훈련이 중요하며, 이를 통해 약해진 근육을 집중적으로 강화시키고 근육과 관절의 협조를 개선할 수 있다. 고립 운동의 원칙은 다음과 같은 2가지로 설명할 수 있다.

첫 번째로 '운동 환경 설정'이다. 여기서 가장 중요한 요소는 자극하고자 하는 근육이 스스로 힘을 발휘하기 위해서 근육이 효과적으로 수축하고 이완하기 위한 확실한 고정점을 설정하는 일이다. 고정점은 근육의 수축과 이완이 발생할 때 그 힘을 전달하기 위한 기준점이다. 어떤 근육의 어떤 섬유 방향에 집중할지를 결정했다면 이후에는 어떤 운동 환경을 설정해 주어야 할지 고민해야 한다. 그리고 해당 섬유의 자극을 만들어 내기 위해 최대한 동원되는 관절의 수를 줄일 수 있는 방법들을 찾아야 한다.

복근으로 예를 들어 보자. 우리 몸에는 상복부와 하복부로 근육이 따로 존재하는 것이 아니라 복직근이라는 하나의 근육으로 이루어져 있다. 하지만 상복부와 하복부로 나누는 이유는 인간의 신체 구조상 복직근을 한 번에 수축하기 힘들기 때문이다. 그래서 복직근의 위쪽 섬유인 상복부의 자극을 목표로 한다면 상체의 움직임을 이용하여 운동을 진행하고, 반대로 복직근의 아래쪽 섬유인 하복부의 자극을 목표로 한다면 레그레이즈 동작처럼 상체를 고정한 상태에서 골반의 움직임을 이용하여 운동을 진행한다.

두 번째로 '운동 경로 설정'이다. 여기서 가장 중요한 요소는 어떤 경로로 움직여 근육을 수축시킬 것인지 설정하는 일이다. 아무리 운동 환경을 잘 조성했다고 하더라도 운동 경로가 제대로 만들어지지 않으면 의미가 없다. 왜냐하면 근육은 저마다 고유의 섬유 방향에 따라 수축되기 때문이다.

예를 들어, 가슴 근육인 대흉근의 발달을 위해 벤치프레스를 한다고 생각해 보자. 대흉근은 가슴에 있는 큰 근육으로, 가슴의 중앙부인 가슴골에서 시작하여 어깨의 일부인 쇄골을 지나고 팔을 움직이는 데 중요한 역할을 하는 위팔뼈에 붙는다. 이 근육은 크게 상부, 중부, 하부 세 부분으로 나뉜다. 각 부분은 다른 방식으로 근육을 사용하게 만든다. 특히 벤치프레스를 할 때 바벨을 가슴의 어느 부분에 위치시키느냐에 따라 대흉근의 각기 다른 부분들이 사용된다. 바벨을 가슴의 위쪽에 두면 대흉근의 상부가 더 많이 자극을 받고, 바벨을 가슴의 아래쪽에 낮게 두면 대흉근의 하부가 더 많이 자극을 받는다. 이처럼 벤치프레스에서 바벨의 위치를 조절함으로써 가슴 근육인 대흉근의 다양한 부분을 효과적으로 훈련할 수 있다.

또 다른 예로, 바이셉스 컬을 한다고 생각해 보자. 바이셉스 컬은 팔꿈치를 옆구리에 고정한 채 아래 팔을 움직여 어깨와 팔꿈치 사이에 있는 이두근을 발달시키는 운동인데, 이때 손목과 팔꿈치 사이에 있는 전완근이 어떤 형태로 놓여있는지에 따라서 팔 근육의 노출되는 섬유들이 달라진다. 손등이 바닥을 본 상태에서 들어 올린다면 전반적인 이두근이 활성화되기도 하지만 이두근의 안쪽, 아래쪽, 가운데가 주로 자극될 것이다.

반면 손등이 옆을 보거나 하늘을 바라보는 상태로 들어 올린다면 이두근의 바깥쪽이 주로 노출될 것이다.

또한 팔꿈치를 어디에 위치시키느냐에 따라서도 노출되는 근육 섬유가 달라진다. 드래그 컬은 바이셉스 컬과 동작은 비슷하지만 바벨을 든 팔꿈치가 옆구리보다 뒤쪽으로 빠져서 고정한 채 진행한다. 그러면 이두근의 아래쪽 섬유보다 어깨에 가까운 위쪽 섬유에 더 많은 자극을 줄 수 있다.

움직임과 적응

이번 장에서는 변화하는 환경에 적응하기 위해 인간의 신체가 어떤 조절 방식을 선택하는지, 적응 과정이 움직임에 어떤 영향을 미치는지 알아보았다. 이 과정에서 움직임의 최소 단위로써 내외부의 감각 정보를 활용한다는 것도 탐구해 보았다. 인간의 움직임은 단순히 근육의 움직임이 아닌 여러 감각이 중첩되어 만들어지고 이 과정에서 뇌가 깊이 관여한다는 것도 다양한 사례를 통해 알 수 있었다.

적응은 인간이 생존을 위해 다양한 환경과 요구 사항에 맞추어 균형과 효율성을 유지하고자 신체를 지속적으로 조절하고 변화시키는 놀라운 능력이다. 물론 적응이 단기적으로는 효율성을 증가시키고 부상을 회복하고 잘못된 운동 방식에 대응하는 등 긍정적인 효과를 가져올 수 있다. 하지만 동시에 적응은 양면성을 가지고 있기 때문에 목적을 달성하기 위한 보상으로 부정적인 움직임 패턴과 자세에 익숙해진다면 장기적으로는 통증과 부상을 초래할 수 있다. 움직임에서 적응에 대한 이해는 일상생활과 운동 수행 시 움직임 패턴을 의식적으로 인지하고 적절히 조정하는 데 중요한 부분이다.

CHAPTER 3.
예측

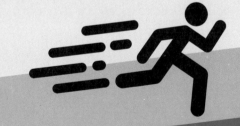

인간의 움직임은 이미 알고 있는 정보를 기반으로 다가오는 상황을 예측하여 만들어진다. 잘못된 예측으로 인해 움직임뿐만 아니라 통증까지 나타나기도 한다. 이번 장에서는 경험과 개념에 기반한 예측 과정의 중요성을 포함하여 이 과정에서 우리의 움직임이 어떻게 나타나는지 알아보자.

최적의 움직임을 만드는 5단계

'자라 보고 놀란 가슴 솥뚜껑 보고 놀란다'라는 말이 있듯이 인간의 뇌와 신체는 과거의 경험과 현재 가진 정보를 통해 미래의 움직임을 예측하고 준비한다. 이러한 과정에서 정확한 인지는 매우 중요한데, 인지된 정보가 부정확하면 이는 잘못된 예측을 초래하고 비효율적이거나 부적절한 움직임으로 이어질 수 있다.

더 구체적으로 설명하면 움직임은 무의식적 반응과 의식적 결정의 상호 작용으로 이루어진다. 탁월한 움직임을 위해서는 이 두 가지 요소 사이의 균형이 중요하다. 무의식적인 움직임은 반복적인 훈련과 경험으로 체득되며, 의식적인 움직임은 현재 상황을 분석하고 미래의 결과를 예측하여 결정된다. 예를 들어, 탁구 선수가 공에 빠르게 반응하는 움직임은 무의식적으로 만들어낸다. 그러나 상대방의 전략을 분석하여 자신의 전략을 조정하는 것은 의식적인 과정이다. 그렇다면 이러한 무의식적 기술과 의식적 전략의 균형은 일상적인 움직임이나 운동 상황에서 어떻게 적용될까?

잘못된 기술이나 자세는 무의식적으로 체득될 수 있다. 하지만 우리는 이를 바로잡기 위해서 의식적으로 조절하고 움직임을 반복 연습한다. 이 과정에서 잘못된 무의식적인 기술은 점차 의식적인 전략으로 향상된 움직임을 생성하고 이는 다시 무의식적인 기술로 구사할 수 있게 된다. 결국 우리의 움직임은 피드백Feedback과 피드포워드Feedforward의 복합적인 상호 작용의 결과물이며, 이는 우리가 어떻게 과거의 경험을 토대로 미래를 예측하여 최적의 움직임을 생성하는지 보여준다. 이 과정은 예측 → 시뮬레이션 → 비교 → 오류 해소 → 새로운 예측 과정으로 설명될 수 있다. 각 과정에 대해 살펴보자.

1. **예측** 이 단계에서는 기존의 경험과 지식을 통해 주변 환경을 예측한다. 예를 들어, 야구 경기에서 타자는 날아오는 투수의 공의 방향, 속도, 궤적을 예측한

다. 마찬가지로 투수도 자신이 던질 공의 방향, 속도, 궤적을 기존의 연습 경험을 통해 예측한다.

2. 시뮬레이션 예측을 기반으로 우리의 뇌는 특정 시나리오를 시뮬레이션한다. 이 단계에서는 미래의 결과를 상상하고 이에 대한 반응을 계획한다. 예를 들어, 타자는 첫 번째 단계에서 예측한 내용을 바탕으로 어느 시점에 스윙을 시작해야 할지, 어떻게 스윙해야 할지, 공을 치는 동작을 머릿속에서 빠르게 시뮬레이션할 것이다.

3. 비교 이 단계에서는 예측과 시뮬레이션의 결과를 실제 상황과 비교한다. 만약 시뮬레이션의 결과가 실제 공의 궤적과 다르다면, 기존의 방식에 오류가 있다는 걸 인식하게 된다. 혹은 시뮬레이션의 결과가 실제 공의 궤적과 같다면, 타자는 투수의 공을 더 정확하게 맞출 수 있을 것이다.

4. 오류 해소 만약 기존의 방식에 오류가 있다는 것을 인식하면, 오류를 해결하기 위해 새로운 정보를 탐색하거나 기존의 지식을 수정한다. 이를 통해 오류를 개선하고 더 정확한 예측을 할 수 있다. 타자는 투

수의 공의 방향, 속도, 궤적에 대한 새로운 정보를 통해 다음번 예측을 실행하게 된다.

5. 새로운 예측 오류를 해결한 후에는 새로운 정보를 바탕으로 다시 예측한다. 이를 통해 상황에 걸맞은 움직임들을 만들어 낸다.

우리는 위와 같이 과거의 경험과 개념을 통해 예측하여 움직임을 시뮬레이션한다. 시뮬레이션하는 과정은 과거의 경험과 개념 그리고 외부에서 입력된 감각을 비교하는 것이다. 두 가지가 일치하면 예측은 옳은 것이고 이 시뮬레이션은 또 하나의 경험이 된다. 두 가지가 일치하지 않는다면 오류를 줄이는 방향으로 새로운 예측을 해야 한다.[12]

12 리사 펠드먼 배럿, 『감정은 어떻게 만들어지는가』, 생각연구소 (2017), pp.171-187

예측의 도구: 범주화와 개념화

앞서 살펴본 예측의 과정은 누적된 경험과 정보들을 '범주화'하고, 그로부터 새로운 개념들을 형성하여 '개념화'하는 것을 포함한다. 그렇다면 이러한 범주화와 개념화가 움직임과 어떤 관련이 있을까?

범주화와 개념화는 미래의 움직임을 예측하는 '피드포워드' 메커니즘에 중요한 역할을 한다. 피드포워드는 무의식적으로 우리 몸에 형성되어 특정 상황이 오면 의식적으로 생각하지 않아도 바로 몸이 반응하는 단계라고 할 수 있다. 예를 들어, 축구 선수가 실제 경기에서 모든 움직임을 의식적으로 계산하고 움직이는 것이 아니라 경기 전에 수십 번 공을 차면서 반복 연습한 결과를 통해 즉각적으로 공을 차는 모습은 바로 그런 예다. 이러한 과정은 축구 선수가 공을 차는 움직임이 무의식적으로 체득된 결과라고 할 수 있다.

한 예로, 축구 선수 손흥민은 함부르크에서 시즌을 마치고 5주 동안 하루에 1,000개를 차는 지옥의 슈팅 훈련을 했다고 한다. 이러한 반복적인 연습 덕분에 경기 중 특정 구역에 들어오게 되면 골대를 보지도 않고 즉각적으로 반응하여 골로 연결할 수 있었다고 한다.

이런 피드포워드는 우리가 안전하고, 빠르고, 효율적으로 목적을 달성하는 데 도움이 된다. 그러나 이 과정이 항상 완벽하지는 않다. 새로운 정보가 들어오거나 예기치 않은 상황이 발생할 경우, 우리의 예측은 잘못될 수 있다. 그렇기 때문에 우리의 뇌는 지속적으로 범주화하고 개념화하여 움직임을 조절해 나가야 한다.

발목 불안정성과 관련하여 브리검영 대학의 타이 홉킨스Ty Hopkins 교수가 운동과학 연구실에서 진행한 근전도 검사 연구에서는 만성 발목 불안정성을 가진 사람들의 공통적인 특징을 발견했다. 이들은 높은 박스에서 점프하여 착지할 때 뛰어내리기도 전에 무의식적으로 발목을 보호하려는 패턴을 만들어 냈다고 한다.

현재 발목 불안정성이 있는 환자와 과거에 있었으나 현재는 회복된 사람들도 부상이 없는 대조군에 비해 움직임 패턴에 변화를 보였다. 특히 과거에 발목 불안정성이 있었던 사람들의 경우에는 착지하기도 전에 이미 다른 그룹에 비해 발목 각도(배측굴곡)가 5도 정도 더 많이 틀어져 있었다. 또한 착지하기도 전에 근육의 사전 활성화가 일어났다는 사실을 알 수 있었다.[13]

배측굴곡Dorsiflexion은 발을 발등 쪽으로 당기는 자세를 말한다. 이 동작은 박스에서 점프하여 올바른 착지 시 발목 자체를 보호할 수 있으나, 착지하기도 전에 과도한 배측굴곡 자세를 만들어 낸다면 발목 관절에 과도한 스트레스를 줄 수 있다. 예를 들어, 착지 시 발바닥이 먼저 땅에 닿아야 정상적으로 충격이 분산되고 종아리 근육을 통해 흡수된다. 하지만 발목이 과도하게 배측굴곡 상태에 있을 경우 종아리 근육에서 충격 흡수가 충분히 이루어지지 않을 수 있다. 충격이 종아리가 아닌 무릎이나 고관절로 가게 된다. 이는 발목이 불안정

---

13 Seunguk Han, Seong Jun Son, Hyunsoo Kim, Hyunwook Lee, Matthew Seeley, Jon Ty Hopkins, 「Prelanding movement strategies among chronic ankle instability, coper, and control subjects」, Sports Biomechanics, Vol. 21 (2022), pp.391-407

한 사람들이 주로 골반을 우세하게 사용하는 전략이며, 충격량이 가해지는 순간에는 모면할 수 있겠지만 충격이 다른 곳에 누적된다면 해당 부위에 부상을 입을 수도 있다.[14]

이처럼 범주화와 개념화는 뇌가 과거의 경험과 개념을 구조화하여 미래의 움직임을 예측하는 데 필수적이다. 이 과정에서 우리는 반복적인 연습을 통해 특정 상황에서 어떻게 움직여야 할지 무의식적으로 학습한다. 범주화와 개념화는 우리 몸의 자연스러운 보호 메커니즘으로 작용하기도 하지만, 잘못된 과한 보호가 새로운 문제들을 야기하기도 한다.

---

14 Seunguk Han, Seong Jun Son, Hyunsoo Kim, Hyunwook Lee, Matthew Seeley, Jon Ty Hopkins, 「Prelanding movement strategies among chronic ankle instability, coper, and control subjects」, Sports Biomechanics, Vol. 21 (2022), pp.391-407

예측 없이 움직임도 없다

우리는 흔히 빠른 반응 속도를 가진 사람들이 뛰어난 신체 능력을 가졌다고 생각한다. 하지만 단순히 우수한 신체 능력을 가지고 있다고 하더라도 상황을 제대로 인지하고 예측하지 못한다면 신체 능력이 온전히 발휘될 수 없다.

예를 들어, 운전을 하고 있다고 상상해 보자. 앞차의 속도에 따라서 언제 액셀에서 발을 떼고 브레이크를 밟을 것인지 결정해야 한다. 여기서 '반응 시간'은 앞차를 보고 액셀에서 발을 떼는 순간까지 걸린 시간이다. '운동 시간'은 액셀에서 발을 떼고 브레이크를 밟는 순간까지 걸린 시간이다. 실제로 앞차의 속도를 본 뒤 액셀에서 발을 떼고 브레이크를 밟는 데까지 걸린 시간은 반응 시간과 운동 시간을 합한 값이다. 이를 '반응 및 운동 시간'이라고 한다.

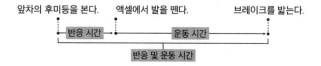

[그림 6] 반응 시간과 운동 시간[15]

　즉 여기서 알 수 있는 것은 아무리 반응 속도가 빨라도 자신의 차와 앞차 간의 거리, 브레이크를 밟았을 때 차가 멈춰 서는 정도, 액셀을 계속 밟았을 때 벌어지는 사고 등 해당 상황을 정확하게 인지하고 예측하지 못한다면 우수한 신체 능력도 제대로 발휘되지 않을 것이다.

　또 다른 예로, 흔히 야구 경기에서 타자들이 투수의 공을 보고 친다고 생각하는 경우가 많다. 하지만 투수가 공을 던져 홈 베이스 앞부분까지 도착하는 데 145km 구속 기준으로 0.4초 밖에 걸리지 않는다. 일반적으로 사람이 눈에 들어온 정보가 뇌에 전달되어 반응하는 시간은 0.2초이며, 얼굴에 빛을 비출 때 눈을 깜빡

15 리처드 슈미트, 티머시 리, 『운동학습과 수행: 원리와 적용』, 한미의학 (2016), p.23

이는 게 0.15초인 걸 감안하면 대략 눈을 2번 깜빡이면 공은 이미 도착해 있는 것이다. 그래서 아무리 야구 선수의 능력이 뛰어나더라도 공이 속구인지 변화구인지 눈으로 보고 친다는 것은 쉽지 않은 일이다.

여기서 중요한 것은 야구 경기의 상황을 인지하고 예측하는 능력이다. 야구 선수들은 경기 전에 반복적인 연습과 경험을 통해 특정 상황에서 어떤 종류의 공이 올 가능성이 높은지 예측한다. 이러한 예측 능력은 실제 경기에서 공을 치는 순간, 눈으로 공을 보고 파악하는 것보다 훨씬 중요하다.

스포츠 심리학자이자 주로 운동선수들의 지각과 인지 능력에 관한 연구를 통해 트레이닝과 코칭에 많은 영향을 미친 자넷 스타커스[Janet L. Starkes]는 일반인과 엘리트 선수들의 공에 대한 반응을 연구했다. 일반인과 엘리트 선수들의 공에 대한 반응 시간은 0.2초로 동일한 반응을 보였는데, 흥미로운 점은 공에 반응하는 시간은 큰 차이가 없으나 상황을 판단하고 예측하여 대응하는 부분에서 차이를 보였다는 점이다.

배구 선수들에게 1초도 안 되는 시간 동안 경기 중에

일어나는 사진을 보여주고 방금 본 사진에 공이 있었는지 말해 달라고 이야기했다. 뛰어난 선수일수록 짧은 시간 동안 많은 정보를 더 빠르게 추출했다고 한다. 심지어 캐나다 배구 국가대표 주전 세터setter 포지션을 맡고 있는 선수에게 사진을 보여주자 공의 유무를 넘어서 팀의 유니폼과 어느 시점에서 찍은 사진이라는 것까지 이야기했다고 한다.

여기서 알 수 있는 것은 신체적으로 빠르게 반응하는 능력보다 경기에 대한 상황을 어떻게 지각하고 예측하는지가 엘리트 운동선수와 일반인의 핵심적인 차이였다는 점이다. 즉 단순히 반응 시간과 같은 우수한 신체 능력이 기준이 되는 것이 아니라 경험과 개념을 토대로 움직임을 예측하여 빠른 상황 판단을 하는 것이 중요하다.[16]

---

16 Fran Allard, Janet L. Starkes, 「Perception in sport: Volleyball」, Journal of Sport and Exercise Psychology, Vol. 2 (1980), pp.22-33

또 다른 흥미로운 예로 2004년 펩시 올스타 소프트볼 게임에서 열린 이벤트 경기에서 당시 최고의 여성 소프트볼 선수인 제니 핀치Jennie Lynn Finch Daigle와 메이저리그 최고의 타자 알버트 푸홀스Jose Alberto Pujols가 대결을 펼친 적이 있다.

제니 핀치는 여성의 평균적인 키보다 큰 189cm의 신장을 가지고 있었고, 소프트볼 선수로서는 역대 최고인 114km의 구속을 던졌다. 하지만 평균 150km를 던지는 메이저리그 선수들의 구속에 비해서는 미치지 못했다. 또한 푸홀스는 2003년부터 2006년까지 4년 연속 40개 이상의 홈런을 기록한 최고의 선수였기 때문에 모두 당연하게도 푸홀스의 승리를 점쳤다. 하지만 예상과는 다르게 푸홀스는 제니 핀치의 공에 손조차 대지 못하고 삼진을 당해버렸다.

가장 먼저 야구 마운드가 소프트볼 마운드보다 가깝기 때문에 제니 핀치의 114km 구속은 체감상 150km에 육박했다. 또한 푸홀스는 야구에서는 보기 힘든 제니 핀치의 신체 움직임, 투구 성향, 소프트볼에 대한 맥락적인 이해와 데이터가 부족했다. 때문에 푸홀스는 핀

치의 움직임과 공의 궤적을 예측하지 못하고 반응 속도
가 현저히 떨어질 수밖에 없었던 것이다.[17]

17 데이비드 엡스타인, 『스포츠 유전자』, 열린책들 (2015)

잘못된 예측이 미치는 영향

앞에서 우리의 뇌는 과거의 경험과 개념을 바탕으로 미래를 예측하여 움직임을 형성한다고 알아보았다. 그러나 이 과정에서 때때로 잘못된 예측이 일어나기도 한다. 만약 잘못된 예측이 수정되지 않고 반복된다면 어떤 결과가 초래될까?

쉬운 예로, 빨간 신호등의 의미를 '보행 혹은 운전의 진행'으로 잘못 이해하고 있다면 매우 위험한 상황이 생길 것이다. 잘못된 예측으로 인해 빨간 신호등임에도 불구하고 횡단보도를 건너거나 액셀을 밟는 위험한 반응을 보일 수 있다.

또한 운동에서도 잘못된 정보들이 그대로 받아들여지는 것들이 있다. 대표적으로 '스쿼트 할 때 무릎이 발 바깥쪽으로 나가면 안 된다'라는 정보다. 하지만 이는 개인이 가진 체형에 따라서 다르다. 무릎이 발 바깥쪽으로 나갈 수도, 나가지 않을 수도 있다.

비슷한 맥락으로 '디스크 환자는 허리를 숙이는 것이 위험하므로 절대로 허리를 숙이면 안 된다'라는 조언을 표면적으로만 해석한 사람은 '허리를 숙이면 디스크가 생긴다'라고 이해하여 잘못된 예측을 할 수 있다. 이 조언은 초기 염증기에는 적절할 수 있지만 회복 단계에 이르러서는 오히려 움직임의 범위를 제한하여 통증을 증가시킬 수 있다. 잘못된 예측으로 인해 다음과 같은 두 가지 문제가 발생할 수 있다.

1. **움직임 패턴의 변화** 디스크 환자가 허리를 숙이는 동작을 완전히 피하려고 하면, 이는 숙이는 움직임을 대체하기 위해 다른 비효율적인 움직임으로 이어질 수 있다. 이는 움직임 패턴에 변화를 주며, 장기적으로는 더 큰 통증과 불안정성을 초래할 수 있다.

2. **지속적인 스트레스와 통증 유발** 특정 부위를 움직이지 않으려는 시도는 해당 부위의 회복보다는 약화를 만들어 낸다. 또한 특정 자세를 오래 유지하면 지속적인 스트레스가 가해지고 통증이 유발된다.

이처럼 과거의 경험과 개념을 바탕으로 미래를 예측하여 움직임을 형성하는 과정에서 잘못된 이해, 예측, 움직임은 서로 영향을 미치며 결국 우리 몸에 부정적인 결과로 이어질 것이다.

만성 통증도 잘못된 예측을 기반으로 나타난다. 만성 통증이란 분명 구조적으로나 기능적으로 문제가 없는데도 불구하고 지속적으로 통증을 느끼는 경우를 말한다. 영상 의학 장비로 보아도 당장 문제가 있는 부위를 찾을 수 없다 보니 현장에 있는 운동 지도자, 트레이너, 코치와 같은 전문가들도 만성 통증의 상황에서는 상당히 애를 먹곤 한다.

흔히 통증이라고 하면 신체 조직이나 기능이 손상되어 느껴지는 것이라고 알고 있지만, 만성 통증은 그러한 관념과는 다르다. 분명 손상된 부위는 보이지 않지만, 통증이 발생하는 것이다. 따라서 통증에 대한 정의를 좀 더 명확히 할 필요가 있다. 실제 손상이 생겼을 때에는 통증을 감지해 내는 센서인 통증수용기가 활성화되면서 통증을 느끼기도 하지만, 손상이 없더라도 몸이 위협을 느끼게 되면 통증을 신호로 보내기도 한다.

존스 홉킨스 의과대학 의료 센터에 소속되어 통증 관리 분야 및 만성 통증에 대한 광범위한 연구로 잘 알려진 스티븐 코헨Steven P. Cohen은 연구에서 통증은 신체적 손상만으로 결정되는 것이 아니라 뇌가 신체를 보호하고자 하는 강력한 생각에 의해 결정될 수 있다고 보고하고 있다.[18]

이렇게 구조적 및 기능적으로 문제가 없는데도 통증이 지속된다면 중추감작으로 오는 만성 통증일 수 있다. 국제통증학회International Association for the Study of Pain는 중추감작Central Sensitization을 '특정한 자극에 대한 중추 신경계의 반응성 증가'로 정의한다. 이는 중추 신경계 내에서 통증 관련 신호의 처리가 변화하여, 정상적으로는 통증을 유발하지 않거나 경미한 자극임에도 과도한 통증으로 인식되는 상태를 의미한다. 뇌에서 만들어 낸 통증이라는 것이 와닿지는 않을 수도 있다. 그러나 신체의 일부가 물리적으로 없는 상태임에도 있는 것처

---

18 Steven P. Cohen, Lene Vase, William M Hooten, 「Chronic pain: an update on burden, best practices, and new advances」, Lancet, Vol. 397 (2021), pp.2082-2097

럼 느끼는 '환상통'을 생각해 본다면 조금 더 쉽게 이해
가 될 것이다. 사고로 신체의 일부를 잃은 사람들이 절
단된 부위에 통증이나 간지러움을 느끼는 경우가 있다.
이런 경우 환자의 반대쪽 팔에 거울을 비추어 마치 팔
이 있다고 느끼게 한 후 그 부위를 긁으면 간지러움에
서 해소될 수 있다.

물리치료 분야의 저명한 인물로, 특히 만성 허리 통
증을 중심으로 근골격계 통증 장애를 관리하는 혁신적
인 연구를 진행한 피터 오설리반Peter O'Sullivan 교수는 환
자들에게 '움직이면 다칠 수 있다'와 같은 말로 움직임
에 대한 겁을 주는 현대 의학을 강력하게 비판했다. 운
동 지도자는 반드시 통증 환자들에게 통증에 대해 올
바른 교육을 해야 한다고 권장했다. 아래의 내용은 피
터 오설리반 교수가 제시한 운동 지도자나 치료사들이
회원들을 교육할 때 통증에 대한 오해를 풀어주기 위한
실질적인 허리 통증에 대한 내용이다. 우리가 허리 통
증에 대해 가지고 있던 오해를 알 수 있다.

허리 통증이 느껴진다면 우선 병원을 방문하여 의학
적인 진단과 검사를 진행해 보는 것이 중요하겠지만 피

터 오설리반 교수가 제시한 '허리 통증에 대한 10가지 진실'은 사람들의 표면적 판단과 잘못된 예측에 주의를 준다.[19]

---

19 Peter B O'Sullivan, JP Caneiro, Kieran O'Sullivan, Ivan Lin, Samantha Bunzli, Kevin Wernli, Mary O'Keeffe, 「Back to basics: 10 facts every person should know about back pain」, British Journal of Sports Medicine, Vol. 54 (2019), pp.698-699

피터 오설리반 교수가 전하는
허리 통증에 대한 10가지 진실

① 지속적인 허리 통증은 무서울 수 있지만, 거의 위험하지 않다.

② 노화는 허리 통증을 유발하지 않는다.

③ 허리 통증은 심각한 구조 손상과 연관이 적다.

④ 영상 진단만으로는 허리 통증의 원인을 보여주지 못한다.

⑤ 운동을 하거나 움직이는 중에 느끼는 통증은 꼭 손상을 의미하지는 않는다.

⑥ 허리 통증은 나쁜 자세 때문에 발생하는 것이 아니다.

⑦ 허리 통증은 약한 코어로 발생하지 않는다.

⑧ 정상적인 부하와 허리를 구부리는 동작만으로는 허리를 손상시키지 않는다.

⑨ 통증이 심해진다고 해서 반드시 자가 손상을 입히는 것은 아니다.

⑩ 주사, 수술, 강력한 약물은 허리 통증 치료에 일반적으로 효과적이지 않다.

	20대	30대	40대	50대	60대	70대	80대
디스크 퇴행	37%	52%	68%	80%	88%	93%	96%
디스크 신호 상실	17%	33%	54%	73%	86%	94%	97%
디스크 높이 감소	24%	34%	45%	56%	67%	76%	84%
디스크 돌출	30%	40%	50%	60%	69%	77%	84%
디스크 돌기	29%	31%	33%	36%	38%	40%	43%
섬유테 파열	19%	20%	22%	23%	25%	27%	29%
후관절 퇴행	4%	9%	18%	32%	50%	69%	83%
척추전방전위증	3%	5%	8%	14%	23%	35%	50%

[표 1] 허리 통증이 없는 환자들의 나이대별 MRI 측정 결과[20]

이러한 피터 오설리반 교수의 내용은 2015년의 MRI 연구 결과와 밀접하게 연결된다. 메이오 클리닉^{Mayo Clinic}

---

20 W Brinjikji, PH Luetmer, B Comstock, BW Bresnahan, LE Chen, RA Deyo, S Halabi, JA Turner, AL Avins, K James, JT Wald, DF Kallmes, JG Jarvik, 「Systematic Literature Review of Imaging Features of Spinal Degeneration in Asymptomatic Populations」, American Journal of Neuroradiology, Vol. 36 (2015), pp.811-816

소속의 의사이자 연구자인 브린직지^{Brinjikji}는 허리 통증이 없는 3,110명의 사람들을 대상으로 한 허리 MRI 측정 결과를 보여준다. 연구 결과에 따르면 30세 이상의 사람들 중 절반 이상이 퇴행성 디스크가 있으며 50대가 되면 이 비율은 80%로 높아진다. 또한 20대부터 80대까지 전 연령대를 통틀어 30~40%는 디스크 돌출 증상이 있다. 즉 다시 말하면 MRI 상으로 퇴행성 디스크나 디스크 돌출과 같은 구조적 변화가 발견되었음에도 불구하고, 이러한 소견들이 반드시 통증을 유발하지 않는다는 사실을 밝혔다.

의료계에서는 종종 구조물의 퇴행이 통증의 주요 원인으로 간주된다. 많은 환자들이 디스크 퇴행으로 인한 허리 통증을 진단 받는다. 하지만 브린직지 박사와 같은 연구들은 이러한 관점에 도전한다. 구조물의 퇴행이 통증의 원인 중 하나일 수는 있지만, 모든 구조물 퇴행이 통증을 유발하는 것은 아니며 반대로 구조적 손상이 없이도 통증이 발생할 수 있다는 사실을 우리에게 상기시킨다.

중요한 점은 구조적 퇴행의 유무와 관계없이 통증이

존재한다면, 그것이 우리의 움직임을 변화시키는 중요한 요인이 된다는 것이다. 통증이 있을 때 우리는 본능적으로 통증을 회피하거나 통증을 감소시키는 방향으로 움직임을 조절한다. 이러한 움직임의 조절은 통증이 신체의 움직임에 미치는 영향을 이해하고 통증을 관리하고 재활하는 데 중요하다. 통증은 단순히 신체적 손상의 결과가 아니라 우리 몸의 움직임과 인지 과정에 깊이 관여하는 복잡한 현상이다.

개인 맞춤 운동 접근법: 패턴

　움직임의 패턴은 체형은 물론 과거의 부상으로 인한 잘못된 신체적 적응으로 인해 나타날 수 있다. 또한 미디어나 주변 사람들에게 검증되지 않은 정보를 통해 잘못된 심리적 적응으로 만들어질 수도 있으며 이들이 복합적으로 섞여 만들어지기도 한다. 이러한 복잡한 과정 속에서 패턴의 문제점을 찾는 것이 쉬운 일은 아니다. 따라서 패턴을 확인할 때는 비교적 관절들이 많이 참여하는 운동이 좋다. 예를 들면, 동적 움직임이 포함된 다이내믹 웜업이나 프리웨이트 혹은 매트 필라테스에서 복합적인 운동 패턴을 확인해 볼 수 있다. 물론 여러 관절이 함께 동원되기에 어느 부분을 중점적으로 확인해야 하는지 알기 어려울 수 있다. 그런 경우에는 어떤 관절이 먼저 움직이는지를 확인해야 한다.

　운동을 할 때 어떤 관절이 먼저 움직이느냐에 따라

운동 목적이 완전히 달라질 수 있다. 데드리프트로 예를 들어 보면, 만약 골반의 움직임보다 허리의 움직임이 많다면 햄스트링과 둔근의 움직임이 아닌 허리를 주도적으로 사용하는 데드리프트가 될 것이다. 이런 패턴의 경우 허리 통증을 호소할 수 있다. 즉 움직임이 어디서 먼저 시작되는지에 따라 주도적으로 움직이는 근육들이 달라질 수 있다.

개인 고유의 체형과 강점을 전혀 활용하지 않고 패턴이 형성된 경우가 있다. 특정 관절 주변의 감각이 떨어지거나 근육의 약화 때문일 수도 있으며, 통증을 피하기 위해 본인의 체형 구조와는 다르지만 무의식적으로 통증이 있는 관절에 부하를 주지 않는 방식으로 움직임 패턴의 변화가 일어난 것일 수도 있다. 심지어는 미디어나 주변 사람들에게 검증되지 않은 정보를 통해 잘못된 움직임 패턴을 형성하기도 한다.

따라서 패턴은 구조, 부상, 통증에 대한 두려움, 잘못된 정보에 대한 믿음, 근력과 가동성 등 여러 요인에 의해 복합적으로 형성된다. 운동 수행 시 특정 동작에 대한 자세가 나오지 않는다고 해서 단순히 근력과 가동성으로만 접근하기보다 해당 동작에 대해 충분한 이해를 하고 있는지, 오해는 없는지를 확인한 뒤 그래도 개선이 되지 않는다면 근력과 가동성으로 넘어가는 것이 더 효율적이다.

움직임과 예측

이번 장에서는 예측이라는 과정을 통해 우리가 어떻게 일상과 운동에서 더 나은 결정을 내리고 효율적인 움직임을 생성할 수 있는지에 대해 알아보았다. 우리의 뇌는 지속적으로 주변 환경과 내부 상태에서 정보를 수집하여 범주화하고 개념화하여 미래의 상황을 예측한다. 이러한 예측 과정은 우리가 새로운 환경에 효과적으로 적응하고, 운동 기술을 개선하며, 심지어 통증을 관리하는 데까지 영향을 미친다.

예측의 중요성은 우리의 모든 움직임과 직결되어 있다. 운동을 할 때, 통증을 느낄 때, 심지어 새로운 기술을 배울 때도 뇌는 과거의 경험과 현재의 상황을 바탕으로 최적의 움직임을 예측하여 결정한다. 이는 보다 효율적이고 안정적으로 움직일 수 있도록 돕는다. 하지만 예측이 항상 정확한 것은 아니다. 때때로 잘못된 정보나 해석으로 인해 비효율적인 움직임 패턴이나 불필요한 통증을 경험할 수도 있다. 따라서 우리의 예측 과정을 보다 정확하게 이해하고 이를 기반으로 움직임과 신체 반응을 최적화하는 것이 필요하다.

CHAPTER 4.
맥락

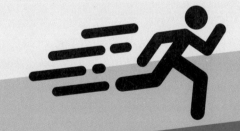

인간의 움직임은 고립되어 발생하지 않고 특정한 맥락 안에서 이루어진다. 움직임을 학습할 때 단순히 기술적인 측면을 넘어서서 움직임이 발생하는 맥락을 함께 고려하는 것이 중요하다. 이번 장에서는 맥락 안에서 우리가 어떻게 움직임을 이해하고 조절하는지 알아보자.

반복 없는 반복:
동일한 목표, 다른 움직임

우리는 주로 언어를 통해서 생각을 교환하지만 언어만이 유일한 표현 수단은 아니다. 외국인이 갑자기 길을 물었을 때 보디랭귀지로 알려 주기도 하고 춤과 행위 예술과 같이 몸의 움직임을 통해 자신을 표현하기도 한다. 이 모든 표현의 핵심에는 맥락적인 이해가 있다.

왜냐하면 무언가를 표현할 때 상황의 맥락을 이해하고 그 안에서 고유한 메시지를 전달하려 노력하기 때문이다. 마찬가지로 단순히 근육과 관절을 움직여 복합적인 움직임을 만들어 낼 수 있다고 하더라도, 맥락에 맞지 않는 움직임이라면 잘못된 움직임이 될 수 있다.

우리 몸은 목적을 가지고 그 목적을 위해 행동한다. 러시아의 생리학자 번스타인Nikolai Bernstein은 복잡한 움직임 상황에서 우리 뇌에서 개별 움직임을 꺼내 사용할 수 없다고 주장한다. 그 예로 대장장이의 망치질을 떠올릴 수 있다. 반복되는 망치질의 움직임은 미세하게 조정된다. 이러한 움직임을 '반복 없는 반복Repetition Without Repetition'이라고 부른다.

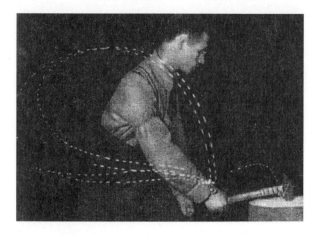

[그림 7] 반복 없는 반복[21]

대장장이의 예를 더 자세히 설명하면 망치질이 서툰 초보자의 경우 목표 지점을 정확하게 내리치지 못하고

21 Thomas Brett, "Notes On Practice As Repetition Without Repetition", BRETTWORKS, 2022.01.14.

엉뚱한 지점을 타격할 수 있다. 심지어는 자신의 손을 내려치거나 매번 다른 지점을 내리칠 수도 있다. 하지만 숙련된 대장장이의 움직임은 목표 지점을 정확하게 타격하기 위해 상황에 따라 유동적이고 미세하게 변화한다. 즉 동일한 움직임을 단순하게 반복하는 것이 아니라 맥락과 상황에 맞춰 실시간으로 움직임을 조절하는 것이다.

맥락을 통한 운동 학습: 내재적 초점과 외재적 초점

우리는 대체로 익숙하고 편한 움직임 패턴을 사용하려고 하며 새로운 움직임은 자연스레 저항감을 느낀다. 습관적인 움직임을 바꾸는 것은 쉽지 않지만, 운동 학습에서 맥락의 이해는 움직임의 변화를 가능하게 한다. 새로운 움직임을 학습한다는 것은 단순히 순서나 방법과 같은 기술을 암기해서 익히는 것 이상의 의미를 지닌다. 특정 상황의 맥락을 파악하여 그에 적절한 움직임을 익혀야 한다. 특히 그 움직임이 어떤 상황에서 필요한지를 이해하는 것이 중요하다.

맥락이 분명할 때, 학습된 움직임은 더욱 의미 있고 중요한 것으로 인식된다. 즉 우리가 어떤 특정한 상황에서 움직임을 수행해야 할 필요성을 인지하고 그 움직임이 우리의 목적 달성에 어떻게 도움이 되는지를 이해한다면, 그 움직임은 더 오래 지속되고 습관적인 행동으로 자리 잡을 가능성이 높아진다. 이는 운동 학습에서 내재적 혹은 외재적 초점이 어떻게 적용되는지에 대한 깊은 이해를 필요로 한다.

맥락을 통한 운동 학습에서의 '내재적 초점'과 '외재적 초점'은 학습 방식에 대한 두 가지 다른 접근법을 나타낸다. 내재적 초점은 개인이 자신의 신체적 움직임에 주의를 기울이는 것을 의미한다. 팔의 각도, 무릎의 구부림, 회전의 방향 등 동작을 세분화하여 학습하는 방식이다.

반면 외재적 초점은 환경과의 상호 작용에 집중하는 것으로, 목표나 도구와 같은 외부 요소에 주의를 기울여 움직임을 조절하는 방식이다. 이는 운동 학습에서 환경과의 연관성을 인지하고 이를 통해 학습하는 과정이다. 예를 들어, 런지 동작에서 아무것도 없이 무릎을 조절하는 것보다는 외부에 칼라콘을 세워 두고 무릎의 위치와 방향을 조절하는 것이 더 직관적이고 효과적일 수 있다.

내재적 초점에서는 익숙하지 않은 새로운 움직임을 유지하기 어렵지만, 외재적 초점에서는 특정 외부 환경

요소나 도구를 사용하여 새로운 움직임을 자연스럽게 유도한다.

외재적 초점에 대해 더 자세히 알아보자. 만약 런지 동작을 수행할 때 무릎이 안으로 말리는 사람을 지도하고 있다고 생각해 보자. 내재적 초점을 기반으로 무릎을 바깥쪽으로 돌리라고 지도한다면 움직임이 바뀔까? 아마 쉽지 않을 것이다. 어느 정도 돌려야 할지 알기 어려우며, 익숙하지 않고 새로운 자세를 계속해서 유지하는 것도 어려울 것이다. 결국 처음 런지를 하는 사람들의 경우에는 무릎이 안으로 말리는 자세로 다시 돌아가고 말 것이다.

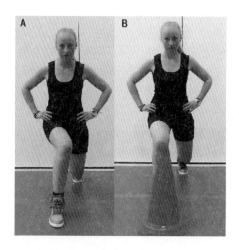

[그림 8] 내재적 초점(A)와 외재적 초점(B)의 예시[22]

　하지만 외부에 칼라콘을 하나 세워 두고 무릎을 칼라콘과 수평으로 유지하라고 지도한다면 다리가 부들

22 Anne Benjaminse, Alli Gokeler, Ariel V. Dowling, Avery Faigenbaum, Kevin R. Ford, Timothy E. Hewett, James A. Onate, Bert Otten, Gregory D. Myer, 「Optimization of the Anterior Cruciate Ligament Injury Prevention Paradigm: Novel Feedback Techniques to Enhance Motor Learning and Reduce Injury Risk」, Journal of Orthopaedic & Sports Physical Therapy, Vol. 45 (2015), pp.170-182

부들 흔들리면서도 외재적 초점에 맞추어 그 자세를 만들어 내려고 할 것이다. 칼라콘이라는 직관적으로 볼 수 있는 대상이 생기면서 복잡해 보였던 런지 동작이 명확해진다. 도구를 이용하여 하나의 규칙성을 만들어 주면서 움직임을 스스로 조절할 수 있고 더욱 효과적으로 새로운 움직임을 배울 수 있다.

이처럼 운동 학습 과정에서 목적이 명확해야 하며 움직임과 환경 사이의 연관성을 인지하는 것이 중요하다. 내재적 및 외재적 초점을 적절히 활용하여 운동 학습 과정을 개선해 나간다면 우리는 더 효과적으로 운동할 수 있다. 물론 이러한 접근 방식은 운동뿐만 아니라 일상생활의 다양한 움직임에서도 적용될 수 있다.

네바다 대학 명예 석좌 교수이며 운동 기술 학습에서 획기적인 연구를 진행한 가브리엘 올프Gabriele Wulf 박사도 유사한 이야기를 했다. 올프 박사는 동작에 대해 자세한 설명을 하는 내재적 초점보다 외부적인 환경에 맞춰 움직임을 조절하는 외재적 초점이 운동 학습에 더 도움이 된다고 말했다.

외재적 초점에 대해 골퍼들을 대상으로 한 올프 박

사의 연구에서 초보 골퍼들의 정확도 점수를 확인할 수 있다. 정확도 점수가 높을수록 스윙의 정확도가 높다는 것을 의미하는데 초보 골퍼들이 스윙에 대해 학습한 동작을 확인해 본 결과, 외재적 초점을 바탕으로 학습한 그룹이 가장 높은 점수를 받았으며 동작의 정확도와 구현도가 더 높았다. 오히려 내재적 초점을 바탕으로 스윙 자세의 팔 각도나 허리 회전 등에 대해 구체적으로 설명한 그룹은 아무것도 설명하지 않은 그룹과 큰 차이가 없었다. 즉 맥락적으로 움직임을 이해하는 외재적 초점이 보다 운동 학습에 더 효과적이라는 것을 알 수 있다.[23]

23 Gabriele Wulf, Charles Shea, Rebecca Lewthwaite, 「Motor skill learning and performance: a review of influential factors」, Medical Education, Vol. 44 (2010), pp.75-84

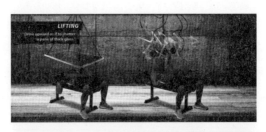

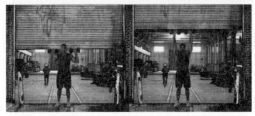

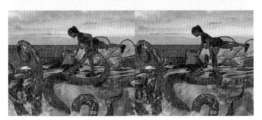

[그림 9] 운동 동작에 맞는 은유적 설명 예시[24]

24 Nicklaas C. Winkelman, 『Language of Coaching: The Art & Science of Teaching movement, Human Kinetics; First Edition』 Human Kinetics (2020), p.299, p.303, p.308

동작 하나하나를 부분적으로 설명하는 것보다 위 그림과 같이 특정 상황을 활용해 은유적으로 설명한다면 우리 몸은 그 상황에 맞게 움직일 수 있다. 예를 들어, 벤치프레스 동작을 할 때 가슴에서 폭발적인 힘을 만들어 내는 데 초점을 두고 싶다면 동작을 자세히 설명하는 대신에 첫 번째 그림처럼 "나를 가로막고 있는 유리창을 부순다는 생각으로 빠르고 강하게 밀어 보세요."라고 말할 수 있다. 또한 두 번째 그림처럼 어깨 운동을 위한 덤벨 숄더프레스 동작에서 "떨어지는 셔터를 천천히 내렸다가 올리는 느낌으로 밀어보세요."라고 말할 수 있다. 마찬가지로 마지막 그림처럼 등 운동을 위한 덤벨로우 동작에서도 "커다란 문어에게 덤벨을 뺏기지 않게 힘 싸움을 한다고 생각해 보세요."라고 한다면 더욱 효과적인 움직임을 만들어 낼 수 있을 것이다.

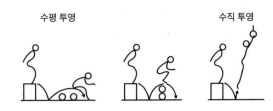

수평 투영   수직 투영

[그림 10] 도구의 배치에 따라 달라지는 움직임[25]

또한 위의 그림처럼 박스에서 바닥으로 떨어진 뒤, 이 힘을 이용하여 움직일 때 힘을 수평력으로 만들어 줄 것인지(멀리 갈 것인지) 혹은 수직력으로 만들어 줄 것인지(높이 뛸 것인지) 훈련의 목적에 따라 도구의 배치가 달라질 수 있다. 도구를 어디에 놓느냐에 따라 보다 더 정확하고 자연스러운 움직임을 만들어 낼 수 있다.

재활 분야에서도 외재적 초점이 효과적으로 활용되고 있다. 신경역학자이자 운동 학습 및 부상 후 선수들의 복귀에 대한 연구로 잘 알려진 알리 고켈러[Alli Gokeler] 박사는 전방십자인대 재활에 외재적 초점을 맞춘 방법

---

25 Yuri V. Verkshansky, Mel C. Siff, Michael Yessis, 『Supertraining』, Verkhoshansky.com (2009), p.275

들을 소개했다.

전방십자인대 수술을 받은 선수들 중 20% 정도가 다시 재부상을 당하는데, 이는 분명히 재활을 통해 근력을 회복했음에도 불구하고 똑같이 부상을 당하는 이유는 이전에 갖고 있던 부상당하기 쉬운 패턴을 지속하면서 생기는 문제들이었다.

뇌 활동을 측정할 수 있는 fMRI로 전방십자인대 파열 부상을 당했던 피험자들을 검사해 보니 놀랍게도 건강한 사람들과는 다르게 MRI 상에서 특정한 패턴이 보였다고 한다. 결국 좋은 근신경계 트레이닝을 통해 부상을 회복한 후에도 이전에 갖고 있던 패턴으로 인해 동일한 동작을 수행할 때 계속 부상을 당할 수밖에 없었다는 것이다.

이러한 연구는 단순히 근신경계 트레이닝만으로는 충분하지 않을 수 있으며, 외재적 초점에 기반을 둔 운동을 병행하여 뇌의 움직임 패턴을 재구성하고, 부상을 당한 뒤 동일한 동작을 수행할 때 새로운 패턴으로 부상의 위험을 줄일 필요가 있다는 것을 의미한다.

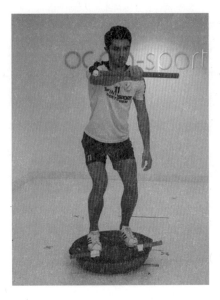

[그림 11] 외재적 초점의 예시, 보수볼 위에서 균형 유지하기[26]

---

26 Alli Gokeler, Dorothee Neuhaus, Anne Benjaminse, Dustin R. Grooms, Jochen Baumeister, 「Principles of Motor Learning to Support Neuroplasticity After ACL Injury: Implications for Optimizing Performance and Reducing Risk of Second ACL Injury」, Sports Medicine, Vol. 49 (2019), pp.853-865

왼쪽의 사진처럼 손에 들고 있는 막대와 보수볼에 붙어 있는 막대의 수평을 유지할 수 있도록 외재적 초점을 기반으로 하여 지도한다. 그러면 우리 몸은 흔들리는 보수볼 위에서 중심을 잡고 막대의 수평을 유지하기 위해서 움직임을 자연스럽게 조절할 것이다.

여기까지 우리는 다양한 사례를 통해 운동 학습 과정에서 내재적 및 외재점 초점에 대해 알아보았다. 이 두 가지 초점을 적절히 활용한다면 학습한 새로운 움직임을 더 의미 있고 지속 가능하게 만들며, 이는 기존의 움직임 패턴을 효과적으로 개선하는 데 도움이 될 것이다.

좋은 움직임이란 무엇인가?

좋은 움직임이 무엇인지 알아보기 위해서, 첫 번째로 '코어 안정성Core Stability'에 대해 알아보자. 코어 안정성이란 말은 두 단어가 만나 만들어진 단어이다. 코어Core라는 단어는 중심이라는 뜻이다. 운동 지도자나 물리 치료사들 사이에선 몸의 중심, 특히 몸통에서도 횡격막, 복횡근, 다열근, 골반기저근 4가지 근육을 합쳐 코어라고 부른다. 하지만 사실 우리 몸에는 복부 외에도 손, 발, 어깨, 다리 등 각 관절별 중심으로써 코어가 존재한다. 안정성Stability이라는 단어는 각 근육이 적절한 길이와 힘을 유지하면서 움직임에 맞게 수축하거나 이완하는 것을 의미한다. 이는 몸에 과도한 긴장을 방지하고, 관절의 움직임을 적절히 지원하며, 신체 전체의 안정성을 유지하는 데 도움이 된다.

코어 안정성이 중요하게 여겨지기 시작한 것은 척추

생리학자이자 플랭크 동작을 전 세계에 유행시킨 스튜어트 맥길Stuart Mcgill 교수의 여러 연구들이 나오게 되면서부터이다. 그는 허리 통증을 예방하기 위해서는 허리의 안정성이 확보되어야 한다고 말했다.[27]

맥길 교수는 코어 안정화를 위해 '맥길 big 3'이라는 컬업, 사이드 플랭크, 버드독 운동 3가지를 소개했다. 이 운동은 장소에 구애받지 않고 맨몸으로 손쉽게 할 수 있다. 주로 몸통이 안정화된 상태에서 팔과 다리를 움직이는 방식으로 구성되었고, 이러한 운동들은 많은 사람들의 허리 통증에 도움을 제공했다.

하지만 문제는 운동 지도자나 대중들에게 '코어 안정성'이라는 말이 흔히 사용되면서 의미가 잘못 전달되기 시작했다. '안정성'을 그저 몸통을 움직이지 않은 채 단단히 고정시킨다는 의미로 받아들였다. 오히려 고정된 정렬에서 벗어나면 나쁜 움직임으로 규정하기 시작했다. 앞서 언급한 피터 오설리반 박사는 이를 두고 주

---

27 Stuart Mcgill, 「Core training: Evidence translating to better performance and injury prevention」, Strength and Conditioning Journal, Vol. 32 (2010), pp.33-46

먹을 꽉 쥐고 주먹을 잘 돌릴 수 없는 것처럼 코어도 움직이지 않은 채 고정한다고만 생각하면 잘 움직일 수 없다고 말하며, 잘못된 방식으로 고정한 코어는 되려 코어의 긴장도를 높여 다른 문제를 유발할 수 있다고 말했다.

결국 안정성, 정렬, 중립이라는 단어는 하나의 기준이지 전부가 될 수는 없다. '집'으로 예를 들어 보면, 늘 집에만 있는 것은 안전하고 포근할 수 있지만 집에만 틀어박혀 있다면 우리가 할 수 있는 일들은 상당 부분 제한될 것이다. 물론 집에서도 할 수 있는 것들이 많겠지만 우리가 직장을 가거나 주말에 친구를 만나는 것처럼 밖에 나가서 활동한다. 그리고 하루 일과를 마치고 돌아오는 곳이 바로 집이다. 그래서 다소 어색하고 익숙하지 않더라도 조금씩 정렬에서 벗어난 움직임들을 경험해 보는 것이 필요하다.

위의 내용을 보고 몸통을 단단하게 만드는 것을 안정성으로 볼 수 없느냐고 생각할 수 있다. 만약 스쿼트처럼 상당한 무게를 등에 얹고 동일한 움직임을 반복해야 하는 경우에는 몸통이 단단하게 고정되어 있지 않으면 아무리 좋은 하체 힘을 가지고 있어도 몸통이 무게에 저항하는 힘을 잃어버리면서 하체에 실리는 무게를 견디지 못하고 결국 무너지게 될 것이다. 반대로 테니스와 축구처럼 움직임이 많이 일어나는 경우에 고중량 스쿼트처럼 몸통을 단단하게 만들면 어떻게 될까? 안정성은 확보할 수 있겠지만 가동성은 만들어 내지 못할 것이며 결국 테니스와 축구 경기라는 목적과 상황에 적절한 움직임을 제대로 해낼 수 없을 것이다. 따라서 안정성이라는 의미는 움직임을 수행하는 맥락에 따라 달라질 수 있다.

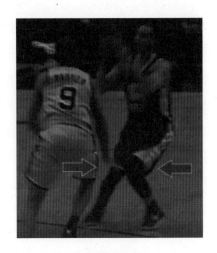

[그림 12] 농구 선수들의 무릎 움직임[28]

   좋은 움직임이 무엇인지 알아보기 위해서 두 번째
로, 그렇다면 스포츠 상황에서 무릎이 안으로 들어가면
서 다리를 밀어내는 패턴은 나쁜 움직임이라고 볼 수
있는지 생각해 보자.

---

28 Coach Faizal, "NBA Shooting Habit That Increases Range: Is It
    Dangerous? (Ft. Elliot Hulse)", Splash Lab Basketball, 2019.11.27.

운동 관련 전문가들은 선수들이 전방십자인대가 파열되는 현상을 다음과 같이 설명한다. 순간적으로 방향을 전환하거나 점프한 뒤 착지할 때 무릎이 안으로 들어가는 자세에서 허벅지뼈가 안으로 돌아가고 정강이뼈가 밖으로 돌아가면서 순간적으로 비틀리는 스트레스가 가해진다. 이 과정에서 비틀림을 막아 주는 전방십자인대가 끊어지는 것이다. 실제로 이러한 패턴을 최소화시켜 축구 선수와 핸드볼 선수들의 하지 부상을 많이 줄일 수 있었다.

하지만 농구라는 종목에서는 다르다. 미국 프로 농구 NBA 선수들의 움직임을 보면 신기할 정도로 무릎이 안으로 들어가면서 움직임을 만들어 내는 모습을 볼 수 있다. 드리블을 하면서 순간적으로 방향을 전환한다거나 심지어 슛을 쏠 때조차도 무릎이 안으로 들어가는 움직임을 볼 수 있다. 농구에서는 이러한 움직임이 퍼포먼스를 내기에 가장 효율적이기 때문이다. 그렇다면 과연 이들에게도 무릎이 안으로 들어가면서 다리를 밀어내는 움직임이 나쁜 움직임이라고 할 수 있을까?

농구라는 종목 특성상 수비수를 따돌리기 위해서는

좌우의 방향 전환이 많고 몸의 가속과 감속을 활용해야한다. 그리고 상대 수비수를 속이기 위해 보다 큰 동작을 활용해야만 하는데 이때 무릎이 안으로 들어가고 발안쪽의 지지를 활용하면서 힘을 사용해야 한다. 이는농구 선수로서 퍼포먼스를 낼 수 있는 가장 좋은 움직임인 것이다. 그래서 농구 선수들의 대부분은 심한 평발을 가지고 있다. 자칫 평발이라고 하면 좋지 않다고생각할 수 있지만, 무릎이 안으로 들어가면서 좌우로의방향 전환이 많은 농구 선수들에게는 평발은 지면에 더많은 면적을 확보하여 안정적으로 힘을 낼 수 있기에오히려 장점이 된다.

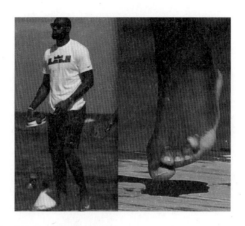

[그림 13] 농구 선수들의 평발[29]

    만약 현재 최정상급 농구 선수들에게 무릎에 부상이 올 수 있으니 무릎을 바깥으로 벌려서 경기를 하라고 한다면 그 선수의 퍼포먼스는 현저히 떨어질 것이다. 물론 데릭 로즈^{Derrick Rose}처럼 최고의 재능을 가진 선수여도 지속적인 무릎 부상 때문에 결국 빛을 보지 못한 경우라면 무릎에 지속적으로 가해지는 충격량은 문제

---

29 MATT KING, "LeBron James Has Some Seriously Messed Up Toes", bleacherreport, 2013.09.01.

가 될 수 있다. 하지만 농구 선수들은 최고의 퍼포먼스를 내야 하는 특수한 맥락에 있기 때문에 이 움직임이 절대적으로 나쁜 움직임이라고 말할 수 없다. 결국 이러한 움직임조차도 특정 상황에서는 반드시 필요한 움직임이 될 수 있다.

정리하면 특정 단어가 지칭하는 표면적인 의미로 좋고 나쁜 움직임이라고 단정 짓기보다는 맥락에 따라 좋은 움직임과 나쁜 움직임이 구분되어야 한다. 아무리 좋은 움직임이라고 하더라도 특정 상황에서는 나쁜 움직임일 수 있으며, 우리가 생각하는 나쁜 움직임도 특정 상황에서는 좋은 움직임일 수 있기 때문이다. 결국 '좋은 움직임'이란 절대적으로 규범화되어 있는 것이 아니라 목적을 달성하기 위해 올바르게 상황을 해석하고 맥락을 고려하여 수행하는 최적의 움직임을 말하는 것이다.

개인 운동 맞춤 접근법: 맥락

허리 통증과 같은 특정 문제를 겪고 있는 사람들에게 점진적 훈련 접근법을 적용하는 것은 맥락에서 중요한 역할을 한다. 단순히 통증 부위에만 집중하는 것이 아니라 개인의 전체적인 건강 상태, 생활 방식 등 맥락을 고려하는 점진적 훈련 접근법은 더욱 포괄적인 이점을 제공하기 때문이다. 이러한 접근은 개인이 처한 전체적인 맥락 속에서 이에 맞는 효과적인 운동 전략을 체계적으로 세울 수 있다.

그렇다면 만약 허리 통증으로 앉아 있는 것도 쉽지 않다면 어떻게 하는 것이 좋을까? 대부분 통증이 있으니 운동을 멈춰야 한다고 생각할 수 있다. 하지만 통증이 있다고 운동을 아예 하지 않고 방치한다면 결국 약화로 인한 통증에서 벗어날 수 없을 것이다. 그러므로 통증 환자라면 최대한 통증의 범위를 줄이고 움직임을 만들 수 있는 방법에 대해 고민해 봐야 한다.

우선 허리 통증이 있는 상태에서 해볼 수 있는 근력 운동에는 데드버그가 있다. 데드버그는 천장을 보고 누워서 몸통을 고정시킨 채 팔과 다리가 멀어지면서 코어에서의 대항력을 만들어 내는 운동이기 때문에 비교적 허리에 가해지는 부하를 줄이면서 코어 운동을 해나갈 수 있다.

또한 다른 도구들을 활용할 수도 있다. 누워서 타는 리컴번트 자전거Recumbent Bicycle는 바람의 저항이 적어서 같은 힘을 들이더라도 더 큰 에너지를 발휘할 수 있다는 점에서 빠른 주행을 원하는 자전거 마니아들이 자주 이용한다. 흥미롭게도 이 자전거는 허리 통증을 겪는 사람들에게 좋은 운동이 될 수 있다. 허리 통증이 있는 사람들은 자전거를 오래 타기 쉽지 않다. 자전거를 타는 것이 아무리 좋은 운동이고 바른 자세로 허리의 부담을 최소화한다고 해도 허리에 부담이 된다면 이는 허리 통증으로 이어질 수도 있다.

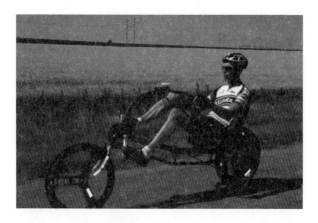

[그림 14] 리컴번트 자전거[30]

    하지만 리컴번트 자전거는 허리의 부담을 줄이고 자전거가 주는 하체 근력, 신체 대사 능력, 호흡 등의 긍정적인 효과를 얻을 수 있다. 자전거가 주는 이점을 살리면서 허리도 보호할 수 있는 것이다. 물론 이때 허리의 안정성을 강화할 수 있는 운동을 함께 병행해야 허리의 기능은 회복될 것이다.

---

30 "리컴번트 자전거", 나무위키, 2024.03.01.

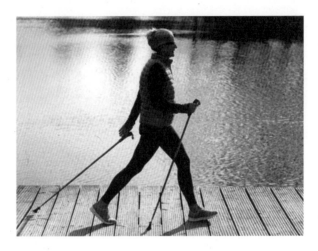

[그림 15] 노르딕 워킹[31]

만약 자전거 자체의 가격이 부담스럽고 자전거 타는 것을 좋아하지 않는다면 노르딕 워킹^{Nordic Walking}을 해볼 수도 있다. 노르딕 워킹은 핀란드에서 고안된 운동이며 양손에 스틱을 쥐고 걷는다.

노르딕 워킹은 양손에 스틱을 쥐고 걷기 때문에 보

---

31 Lisa Rapaport, "'Nordic' Walking Improves Mobility in Heart Disease Patients", EVERYDAY HEALTH, 2022.06.28.

행 시 상당한 안정감이 있다. 뒷발을 향해서 스틱을 찍기 때문에 보행 시 구부정한 자세가 아닌 중립 자세를 유지할 수 있으며 목, 등, 허리, 무릎 등에 가해지는 부담이 적어 해당 부위가 약하거나 통증이 있는 사람들에게 상당한 효과를 보이고 있다. 또한 노화가 진행되며 약화되는 근육의 힘을 보완하고 보행 시 추진력을 얻을 수 있다. 코어와 상체 힘에도 자연스럽게 개입하며 전체적인 근력 향상에도 도움을 준다. 또한 스틱을 끝까지 밀면서 걷게 되면 보폭이 커지면서 평소보다 안전하고 더 빠른 속도로 걸을 수 있다.

실제로 노르딕 워킹의 효과에 대한 연구가 지속적으로 나오고 있다. 노르딕 워킹 훈련을 통해 더 적은 힘으로 더 오래 걸을 수 있다. 바로 스틱을 통해 역학에 관한 이점이 생기고 쉽게 걸을 수 있게 된 것이다. 노년층은 가장 효율적으로 걸을 수 있는 최적 속도를 약 0.5km/h 빨리 낼 수 있게 되었다. 쉽게 말해 에너지를 덜 쓰고도 최적 속도를 낼 수 있게 되면서 대사 효율성이 좋아졌다는 것을 의미한다.

따라서 기존의 보행 방식이 역학적 이점을 살리지

못했거나 근력이 부족하여 속도를 올리는 데 한계가 있었다면 노르딕 워킹은 이러한 문제를 해결하는 데 도움을 준다.[32]

32 Gomeñuka, N.A., Oliveira, H.B., da Silva, E.S. et al. 「Nordic walking training in elderly, a randomized clinical trial. Part II: Biomechanical and metabolic adaptations」 Sports Med - Open 6, 3 (2020)

움직임과 맥락

이번 장에서는 맥락이 우리의 움직임 전략과 선택에 얼마나 큰 영향을 미치는지 알아보았다. 움직임을 이해하고 학습하는 과정에서 맥락을 고려하는 것은 단순히 근육의 움직임을 넘어서서 그 움직임이 언제, 어떻게 사용되어야 하는지 전체적인 상황을 파악하는 것이다. 이는 움직임의 적절성과 효율성을 향상하는 데 도움을 준다.

또한 '좋은 움직임'의 정의에 대해 새로운 관점을 제시했다. 특정 움직임이 모든 맥락에서 좋고 유용한 것이 아니라 해당 움직임이 맥락과 상황에 적합하고 효율적일 때 좋은 움직임이라고 할 수 있다. 우리가 흔히 생각하는 '나쁜 움직임'조차도 특정 맥락에서는 의미 있는 움직임이 될 수 있음을 시사한다. 결론적으로 우리가 일상생활과 운동 수행 시 단순히 기술적인 측면뿐만

아니라 움직임이 발생하는 맥락을 함께 고려하는 것의
중요성을 강조한다. 이는 우리가 움직임에 대해 보다
깊이 이해할 수 있도록 돕는다.

에필로그

이 책을 쓰는 동안 나에게 '이 책을 쓰는 이유가 무엇인가?'라는 질문을 끊임없이 던졌다. 현장과 학계에 훨씬 깊은 지식과 경험을 가진 분들이 계셨기 때문이다. 그럼에도 불구하고 그동안 경험하고 배운 것들을 나누고자 이 책을 쓰기로 결심했다. 운동 지도자로서 고민하고 있는 누군가에게 가치 있는 통찰을 줄 수 있다면 그것으로 충분하다고 생각한다.

스무 살 때 횡문근융해증을 겪으며 10일 동안 입원한 적이 있었다. 의사는 자칫하면 평생 투석을 해야 할 수도 있다고 말했다. 입원하는 동안 '왜 이렇게 나는 잘하는 것도 하나 없고, 운도 없을까?'라는 생각에 빠져 있었다. 그러나 문득 '세상이 바뀌지 않는다면 나 스스로 강해지면 되지 않을까?'라는 생각으로 웨이트 트레이닝부터 시작했다. 누구나 할 수 있고 재능보다는 꾸

준함이 필요한 '운동'이 또 다른 나를 발견하게 된 계기가 되었다.

이 과정에서 나를 지탱해준 것은 운동뿐만이 아니었다. 대학원에서 여러 멘토와의 만남을 통해 더 큰 꿈을 꿀 수 있었다. 홍정기 교수님과 손성준 교수님과 같은 뛰어난 멘토들의 지도는 움직임을 깊이 있게 탐구하고 사고의 폭을 넓히는 귀중한 기회가 되었다. 특히 홍정기 교수님의 지도하에 학회와 기업의 다양한 프로젝트에 참여하며 스포츠의학계 최고의 관점에서 전반적인 운동학 분야를 조망할 수 있었다. 그런 경험들은 나에게 학문적인 지평을 넓히는 동시에 실제 현장에서 스포츠의학이 어떻게 적용되는지 실질적인 통찰을 제공했다. 또한 손성준 교수님으로부터 단순한 지식을 넘어서서 연구를 찾고 해석하는 방법 그리고 독립적으로 사고하는 방법을 배울 수 있었다. 이를 통해 스포츠의학 분야에서 새로운 정보를 빠르게 습득하고 복잡한 문제에 대해 해결책을 제시할 수 있었다.

대학원을 졸업한 이후에는 장유태 선생님을 만나면서 기본에 충실한 운동 방법의 본질을 깊이 탐구하게 되었고 내가 쌓아 온 지식과 경험을 한 단계 더 발전시킬 수 있었다. 장유태 선생님과의 시간은 운동의 본질을 다시 생각해 보고, 운동을 통해 인간 발달의 가능성을 넓히는 새로운 시각을 가질 수 있었다.

나의 문제를 해결하기 위한 방법의 출발점이 '운동'이었기 때문에 운동이야말로 삶의 비옥한 토양을 만드는 일이라고 생각한다. 그 단단한 땅 위에서 인간관계, 지식, 학업, 직업적 성과들이 더 좋은 방향으로 나아갈수 있다고 믿는다. 나 역시 운동을 시작한 뒤 두려웠던 다른 일들도 하나씩 해나갈 수 있었다.

누구나 실패에 대한 두려움이 있고 도전한다고 하여 모두 목표를 달성하거나 성공하는 것은 아니다. 하지만 다른 사람이 정해주는 삶이 아닌 오직 나 자신이 가고자 하는 방향을 향해 각자의 속도로 나아가는 것이 중요하다고 생각한다. 얇은 종이를 한 장씩 쌓는 것처럼 지금은 당장 눈에 보이지 않는 나의 노력들이 꾸준히 쌓이다 보면 언젠가는 성장해 있는 자신의 모습을 발견할 수 있을 것이다.

나는 앞으로도 계속해서 성장해 나갈 것이며 그럼으

로써 이 책의 내용이 보완되어야 할 순간이 오기를 바란다. 그것은 내가 끊임없이 배우고 성장했다는 의미일 것이다. 이 책을 읽은 독자도 운동을 통해 자신의 삶에서 진정 원하는 바에 한 걸음씩 다가가길 바란다.

참고 문헌

CHAPTER 1.

Leon Chaitow, Dinah Bradley, Christopher Gilbert, 『Recognizing and Treating breathing disorders: A Multidisciplinary Approach』, Churchill Livingstone (2014), p.165

CHAPTER 2.

"What happens to muscles in space?", Government of Canada, 2006.08.18.

Manohar M. Panjabi, 「The stabilizing system of the spine. Part I. Function, dysfunction, adaptation, and enhancement」, Journal of Spinal Disorders (1992), pp.383–389

필 페이지, 클레어 프랑크, 로버트 라드너, 『얀다의 근육 불균형 평가와 치료』, 영문출판사 (2012), p.11

올리버 색스, 『아내를 모자로 착각한 남자』, 알마 (2016), pp.85–102

Fay B. Horak, 「Postural orientation and equilibrium: what do we need to know about neural control of balance to prevent falls?』, Age and Ageing, Vol. 35 (2006), pp.7-11

Robert J. Peterka, 「Sensory integration for human balance control』, Handbook of Clinical Neurology, Vol. 159 (2018), p.37

Dustin R. Grooms, 「Neuroplasticity Following Anterior Cruciate Ligament Injury: A Framework for Visual-Motor Training Approaches in Rehabilitation』, Journal of Orthopedic & Sports Physical Therapy, Vol. 45 (2015), pp.381-393

Kyeongtak Song, Evan Rhodes, Erik A wikstorm, 「Balance training does not alter reliance on visual information during static stance in those with chronic ankle instability: A Systematic Review with Meta-Analysis』, Sports Medicine, Vol. 48 (2018), pp.893-905

Hyunwook Lee, Seunguk Han, Jon Ty Hopkins, 「Altered Visual Reliance Induced by Stroboscopic Glasses during Postural Control』, International Journal of Environmental Research and Public Health, Vol. 19 (2022), p.2076

Adam S. Lepley, Lindsey K. Lepley, 「Mechanisms of Arthrogenic Muscle Inhibition』, Journal of Sport Rehabilitaion, Vol. 31 (2021), pp.707-716

CHAPTER 3.

리사 펠드먼 배럿, 『감정은 어떻게 만들어지는가』, 생각연구소

(2017), pp.171-187

Seunguk Han, Seong Jun Son, Hyunsoo Kim, Hyunwook Lee, Matthew Seeley, Jon Ty Hopkins, 「Prelanding movement strategies among chronic ankle instability, coper, and control subjects」, Sports Biomechanics, Vol. 21 (2022), pp.391-407

Seunguk Han, Seong Jun Son, Hyunsoo Kim, Hyunwook Lee, Matthew Seeley, Jon Ty Hopkins, 「Prelanding movement strategies among chronic ankle instability, coper, and control subjects」, Sports Biomechanics, Vol. 21 (2022), pp.391-407

리처드 슈미트, 티머시 리, 『운동학습과 수행: 원리와 적용』, 한미의학 (2016), p.23

Fran Allard, Janet L. Starkes, 「Perception in sport: Volleyball」, Journal of Sport and Exercise Psychology, Vol. 2 (1980), pp.22-33

데이비드 엡스타인, 『스포츠 유전자』, 열린책들 (2015)

Steven P. Cohen, Lene Vase, William M. Hooten, 「Chronic pain: an update on burden, best practices, and new advances」, The Lancet, Vol. 397 (2021), pp.2082-2097

Peter B O'Sullivan, JP Caneiro, Kieran O'Sullivan, Ivan Lin, Samantha Bunzli, Kevin Wernli, Mary O'Keeffe, 「Back to basics: 10 facts every person should know about back pain」, British Journal of Sports Medicine, Vol. 54 (2019), pp.698-699

W. Brinjikji, P.H. Luetmer, B. Comstock, B.W. Bresnahan, L.E. Chen, R.A. Deyo, S. Halabi, J.A. Turner, A.L. Avins, K. James, J.T. Wald, D.F. Kallmes and J.G. Jarvik, 「Systematic Literature Review of Imaging Features of Spinal Degeneration in Asymptomatic Populations」, American Journal of Neuroradiology, Vol. 36 (2015), pp.811–816

CHAPTER 4.

Thomas Brett, "Notes On Practice As Repetition Without Repetition", BRETTWORKS, 2022.01.14.

Anne Benjaminse, Alli Gokeler, Ariel V. Dowling, Avery Faigenbaum, Kevin R. Ford, Timothy E. Hewett, James A. Onate, Bert Otten, Gregory D. Myer, 「Optimization of the Anterior Cruciate Ligament Injury Prevention Paradigm: Novel Feedback Techniques to Enhance Motor Learning and Reduce Injury Risk」, Journal of Orthopaedic & Sports Physical Therapy, Vol. 45 (2015), pp.170–182

Gabriele Wulf, Charles Shea, Rebecca Lewthwaite, 「Motor skill learning and performance: a review of influential factors」, Medical Education, Vol. 44 (2010), pp.75–84

Nicklaas C. Winkelman, 「Language of Coaching: The Art & Science of Teaching movement, Human Kinetics; First Edition」 Human Kinetics (2020), p.299, p.303, p.308

Yuri V. Verkshansky, Mel C. Siff, 「Supertraining」,

Verkhoshansky.com (2009), p.275

Alli Gokeler, Dorothee Neuhaus, Anne Benjaminse, Dustin R. Grooms, Jochen Baumeister, 「Principles of Motor Learning to Support Neuroplasticity After ACL Injury: Implications for Optimizing Performance and Reducing Risk of Second ACL Injury」, Sports Medicine, Vol. 49 (2019), pp.853-865

Stuart Mcgill, 「Core training: Evidence translating to better performance and injury prevention」, Strength and Conditioning Journal, Vol. 32 (2010), pp.33-46

Coach Faizal, "NBA Shooting Habit That Increases Range: Is It Dangerous? (Ft. Elliot Hulse)", Splash Lab Basketball, 2019.11.27.

MATT KING, "LeBron James Has Some Seriously Messed Up Toes", bleacherreport, 2013.09.01.

Lisa Rapaport, "'Nordic' Walking Improves Mobility in Heart Disease Patients", EVERYDAY HEALTH, 2022.06.28.

Gomeñuka, N.A., Oliveira, H.B., da Silva, E.S. et al. 「Nordic walking training in elderly, a randomized clinical trial. Part II: Biomechanical and metabolic adaptations」 Sports Medicine - Open 6, 3 (2020)

스포츠의학 전문가가 알려주는 움직임 핸드북

모든 움직임에는 이유가 있다

초판 발행 2024년 7월 1일

1판 2쇄 2024년 8월 18일

발행처 현익출판

발행인 현호영

지은이 신동열

감　수 손성준

편　집 이선유

디자인 강지연

전　화 02.337.7932

팩　스 070.8224.4322

주　소 서울특별시 마포구 월드컵북로 58길 10, 팬엔터테인먼트 9층

ISBN　979-11-93217-64-1

좋은 아이디어와 제안 있으시면 출판을 통해 더 많은 사람에게 영향을 미치시길 바랍니다.

✉ uxreviewkorea@gmail.com